安俊英 著

从中医理论到临证实践

—— 安老师
手把手教你做临床

全国百佳图书出版单位

中国中医药出版社

·北京·

图书在版编目（CIP）数据

从中医理论到临证实践：安老师手把手教你做临床/
安俊英著 . —北京：中国中医药出版社，2022.10
ISBN 978-7-5132-7630-6

Ⅰ . ①从… Ⅱ . ①安… Ⅲ . ①中医临床 Ⅳ . ①R24

中国版本图书馆 CIP 数据核字（2022）第 089142 号

中国中医药出版社出版

北京经济技术开发区科创十三街 31 号院二区 8 号楼
邮政编码 100176
传真 010-64405721
三河市同力彩印有限公司印刷
各地新华书店经销

开本 710×1000 1/16 印张 13.25 字数 201 千字
2022 年 10 月第 1 版 2022 年 10 月第 1 次印刷
书号 ISBN 978-7-5132-7630-6

定价 58.00 元
网址 www.cptcm.com

服 务 热 线 010-64405510
购 书 热 线 010-89535836
维 权 打 假 010-64405753

微信服务号 zgzyycbs
微商城网址 https：// kdt. im/ LIdUGr
官 方 微 博 http：// e. weibo. com/ cptcm
天猫旗舰店网址 https：// zgzyycbs. tmall. com

作者简介

安俊英，副教授，1970 年出生，北京市门头沟区人，1995 年毕业于北京联合大学中医药学院（现首都医科大学中医药学院），毕业后在北京市门头沟区中医院从事临床工作，2001 年调入北京联合大学从事医学教学工作，为硕士研究生讲授《医学文献检索》，为本科生讲授《中国医学史》《中医基础理论》《中医诊断学》《中药学》《方剂学》《伤寒论选读》《中医儿科学》《中医妇科学》等课程，有丰富的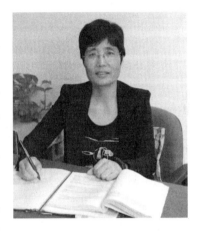教学经验。2010 年获北京师范大学教育学硕士学位，在 2008—2012 年作为继承人参加第四批全国老中医药专家学术经验继承工作，师从周耀庭教授，主要从事中医内科和儿科的临床研究，2012 年获北京中医药大学临床医学硕士学位。曾参与北京市中医药科技项目"周耀庭治疗儿科急性呼吸系统感染临证经验及学术思想整理研究"、"周耀庭教授运用膜原理论治疗长期发热临证经验总结及学术思想研究"、中医药"薪火传承 3+3 工程"周耀庭名老中医工作室项目、周耀庭全国名老中医药专家传承工作室建设项目等工作。2005 年荣获"北京市教育创新标兵"称号，2013 荣获第七届北京市高等教育教学成果奖二等奖，2015 年获北京联合大学优秀教师，2016 年荣获北京市师德先锋荣誉称号。

　　中医学是一门实践性很强的学科，中医理论是在临证实践过程中慢慢发展形成的。经过二十多年的教学及临证，我深知在学习中医理论时，有诸多难点。如何使学生充满信心地从容地走向医生岗位，不仅要教会他们基本知识，还要让他们形成中医的看病思维。正好多年的临床我积累了不少病案，也有不少体会，如果能把中医理论融入一个个活生生的案例中，使更多的从医人看到后，从中得到一点启发和思路，养成中医的看病思维，也是一件不错的事。故在此，我不揣冒昧，将自己学习中医及在教学、临床中的一些体会，融入医案中，总结成这本小书，希望能通过一个个鲜活的病案，将零散的中医知识融会贯通到临证中去，使读者临证时有些许益处。

　　本书的特点是结合38份初诊病案资料，其中外感病案例6份，内伤杂病案例26份，皮肤病案例6份，通过辨证，搭建病情资料与处方之间桥梁关系，培养中医临床思维。为了方便对38份病案资料中病情资料和处方资料进行剖析、解读，我特意把病情资料、处方资料分割开，把病情资料作为第一模块，通过诊断原则、诊断原理、病因病机、辨证方法等相关理论来解读病情资料，给出证名、治法，再利用中药理论，对处方资料进行分析。本书共分八章，通过病情资料、诊断原则、诊断原理、病因理论、病机理论、辨证方法、治疗理论、中药理论、方药分析、预防理论、按语等十一个模块解析典型案例，本来想把所有的中医理论全部囊括进来，但38份病案只选取初诊病案资料（病情资料和处方资料），内容局限，只能结合病案的实际情况选取相应的中医理论。比如中医诊断学中"动静统一"这个原则，因为病案材料是初诊，没有疾病后续的发生、发展过程，整个病程的证候变化无法表达出来，只能舍弃。在诊断原则模块的"四诊合参"环节中，与传统望诊、闻诊、切诊内容略有不同，把体格检查、实验室检查结果作为望诊、闻诊、切诊的延伸，如体温数值、化验单结果等凡是看到的数值归入望诊；听到的情况，如呼吸音情况归入闻诊；触摸到的情况归入切诊；问诊通过"十问歌"形式展开，把"四问便"和"五问饮食"的顺序颠倒一下，按先进食后排便的习惯进行。在诊断原理模块"以常达变"环节给出的中医病名主要是采用症状命名的方法，是以中医学理论为指导，通过四诊，归纳、辨别异常情况，给出病名，也是中医思维的体现。

本书为北京联合大学 2021 年科技创新服务能力建设—基本科研业务费项目（项目代码：12213991920010464）资助出版的专著，写作期间得到了北京联合大学特殊教育学院任伟宁副院长的指导和支持，北京联合大学张琳老师、北京市盲人学校王红民老师自不同方面给予的帮助，在此表示感谢。

由于个人水平有限，书中存在的缺点和错误之处，欢迎读者诸君批评指正，不吝赐教。

目录

第一章

如何将中医学理论融入临床

在临证时，中医医生通过四诊收集病情资料的最终目的是为患者开出对证的有效处方，治疗患者的疾患，缓解不适。收集的病情资料需要根据中医理论来辨证分析，即利用诊断的基本原则、基本原理进行归纳、比较、分析，并在中医病因、病机理论指导下将各种"症"有机地联系起来，进行归类，依据八纲辨证得出初步判断，根据判断选取相应的辨证方法，最后再进行脏腑辨证，确定疾病现阶段的病因、病位、病性、病势，最终确定证名，开出对证处方。根据患者的病情资料形成处方的辨证思维过程，也就是把中医学理论融入临床实践的过程，下面通过案例详细说明这个过程。

基本诊疗过程

一、收集病情资料

李某，女，51 岁，2018 年 1 月 21 日初诊。患者诉心慌、失眠已经半年多，入睡困难，夜寐不实，易醒，醒后再难入睡，症状反复发作至今，同时伴手足心热，腰痛，夜尿 2~3 次，阵发性面红汗出，口干，纳食正常，大便稀，舌尖红，苔少，脉沉细。既往有高血压病史，服西药控制血压，有时血压偏高，平素脾气急躁。

二、提炼主诉

主诉，是患者就诊时最感痛苦的症状、体征及其持续时间，是促使患者就诊的主要原因。找出主诉，才能找出主要问题，继而针对主要问题进行辨证处方。结合该患者的病情资料，最主要的问题是心慌、失眠半年多，故主诉为心慌、失眠半年余。

三、选择辨证方法

《中医诊断学》里介绍的辨证方法包括八纲辨证、病因辨证、气血津液辨证、六经辨证、卫气营血辨证、三焦辨证、经络辨证、脏腑辨证。

八纲辨证是用于分析疾病共性的一种辨证方法，是其他辨证方法的基础，在诊断过程中能起到执简驭繁、提纲挈领的作用。其中表、里是用以辨别病位浅深的基本纲领，寒、热、虚、实是用以辨别疾病性质的基本纲领，阴、阳是区分疾病类别、归纳病证的总纲，并可涵盖表、里、寒、热、虚、实六纲。

病因辨证、气血津液辨证属于病性辨证，不能指出具体病位，不单独使用；六经辨证、卫气营血辨证、三焦辨证、经络辨证、脏腑辨证属于病位辨证。外感病可选用六经辨证、卫气营血辨证、三焦辨证；若病症与经络循行有关可选用经络辨证；脏腑辨证中既有病位辨证，又包含病性辨证，我常常把脏腑辨证作为收尾，这样可以为后续治疗指出具体的方向。

本例患者依据八纲辨证应辨为里虚证、热多寒少证，属于内伤杂病；依据脏腑辨证应辨为心肾两虚、水火失济证。

四、分析病机

从脏腑辨证角度，结合发病年龄、节气、饮食习惯、性格、情绪、起居等方面，分析病机。《素问·上古天真论》指出女子"七七，任脉虚，太冲脉衰少，天癸竭"。患者年过五旬，肾气渐衰，肾为水火之宅，肾阴不足，不能上养心阴，心火偏亢，水不济火，则肾阳也虚，肾阳不足，气化能力减弱，则夜尿增多；肾阴阳失调，营卫不和，故阵发性汗出，"汗为心之液"，出汗过多心阴不足，阴不制阳，心火独盛，不能下温肾水，导致上有心火独亢，下有阴阳两虚，出现心肾不交的情况。陈士铎的《辨证录》云："夜不能寐者，乃心不交于肾也……心原属火，过于热则火炎于上，而不能下交于肾。"心火亢盛，阳不下潜入阴，神不守舍，可见失眠，入睡困难，夜寐不实，易醒，醒后再难入睡；心阴不足，心失所养，出现心慌；阴虚则内热，出现手足心热、面红、口干；腰为肾之府，肾虚则腰酸；肾阳不足，火不生土，脾虚湿停则大便稀；肝肾同源，肾阴不足，肝阴亦虚，肝体阴而用阳，阴虚则肝旺，故见急躁、血压不稳；舌红苔少，亦为阴虚之象，脉沉细为里虚之象。

综观症、舌、脉，本病案的病位在心，与肾关系密切，涉及肝脾，属里虚证、热多寒少证，为阴阳两虚，以阴虚为主。本病案以心慌、失眠为主诉，应抓住主要矛盾治疗，本证病机是心肾两虚、水火失济。

五、选择治则治法

《素问·阴阳应象大论》讲"治病必求于本"，这个"本"指的就是病机。病机包括邪正盛衰、阴阳失调、脏腑失调、精气血津液失常等，由于病机不同，治则也不相同，大致概括为正治反治、治标治本、扶正祛邪、调整阴阳、调理脏腑、调理精气血津液及三因制宜等治则；治法是在治则指导下制定，我们现在常用汗、吐、下、和、温、清、补、消等八法。

本例病案以"扶正祛邪""调整阴阳""调理脏腑"为总则，属里虚证、热多寒少证，为阴阳两虚，以阴虚为主，本着"虚则补之""热者寒之""寒则热之""顺应心、肝、肾的生理特性""心、肝、肾同治"的原则，八法中采用补法、清法、温法，以补法、清法为主，具体治法为交通心肾，滋阴降火，兼温补肾阳。

六、开具处方

1. 选择处方

临床上最好选择经典方剂为基础方，再依据患者的具体情况进行加减，亦可根据具体的证医生自己组方。

本例患者属里虚证、热多寒少证，为阴阳两虚，以阴虚为主，辨证为心肾两虚、水火失济证，以交通心肾、滋阴降火兼温补肾阳为法，方用天王补心丹合二至丸加减。

醋柴胡 10 克，生地黄 15 克，浮小麦 20 克，黄连 6 克，熟地黄 10 克，茯苓 10 克，天冬 10 克，石菖蒲 10 克，生牡蛎^{先煎}10 克，女贞子 10 克，郁金 10 克，麦冬 10 克，远志 10 克，墨旱莲 10 克，炒酸枣仁 10 克，玄参 15 克，龙骨^{先煎}10 克，首乌藤 10 克，补骨脂 15 克，7 剂，水煎服，日 2 次。

2. 方药的选取

天王补心丹出自《校注妇人良方》，主治心肾两亏、阴血虚少、虚火内扰、神志不安证，由人参、茯苓、玄参、丹参、桔梗、远志、当归、五味子、麦冬、天冬、柏子仁、炒酸枣仁、生地黄、朱砂、竹叶组成，具有滋阴养血、补心安神的作用，处方中选用远志、茯苓、炒酸枣仁、玄参、麦冬、天冬、生地黄以滋阴安神。

二至丸出自《医方集解》，主治肝肾阴虚证，由女贞子、墨旱莲组成。二至指的是冬至和夏至，是两味药的采集时间，女贞子最好在冬至之日采摘，而墨旱莲最好在夏至之日采摘，故名为二至丸。二药合用，药性平和，略微偏寒，滋而不腻，具有顺应阴阳，补肝肾、养阴血、壮筋骨、清虚热的作用，处方中二药全选，顺应阴阳以安神。

本方加黄连，取其去心火、引药入心；熟地黄滋补阴血；醋柴胡、郁金疏肝解郁清心；浮小麦、生牡蛎、龙骨收敛止汗；石菖蒲、首乌藤安神；补骨脂性温、归肾经，能补肾助阳、固精缩尿。

3. 处方分析

水火失济，道路不通，主要原因是心肾阴虚。除此之外，脾虚湿停可阻水火相交之路；肾阳不足，水不上济，使心火偏亢；肝旺疏泄失职，气机不畅，不能协助肾水上升以济心火，加重心火偏亢；肝旺生火，使心火更炽。方中生地黄、熟地黄、天冬、麦冬、女贞子、墨旱莲、玄参、炒酸枣仁、首乌藤补心肝肾之阴，能滋阴退虚热；黄连苦寒，归心，清心火，引药入心能补心阴、泻心火；远志、石菖蒲、首乌藤、茯苓、炒酸枣仁、女贞子、墨旱莲交通心肾、安神，其中远志苦降，归心、肾经，宁心安神，祛痰开窍，是交通心肾的要药，石菖蒲辛苦温通，芳香走窜，能化痰湿、开心窍、安神，首乌藤能养血、疏通经络，茯苓健脾渗湿，宁心安神，使痰湿祛除、经络通畅，为水火之路扫清障碍；龙骨、牡蛎、炒酸枣仁、浮小麦敛汗补心，使心火不亢，其中龙骨、牡蛎质重能使阳气下潜入阴，以利睡眠；醋柴胡、郁金辛苦寒，归肝经，配养肝之品能疏肝解郁，清肝泄热而不伤肝阴，使肝疏泄功能恢复正常；补骨脂性温，归肾、脾经，能补肾阳、缩尿止泻。诸药合用，达到交通心肾、滋阴降火、温补肾阳的目的，使阳能入阴，心慌、失眠等症得解。

中医理论在临证中的运用

通过四诊获取病情资料，这是辨证的前提条件，在审明病因、辨清证候的基础上所制定的治疗方法正确，所给予的处方才能行之有效。结合口疮、颈部瘰核、乳蛾、外感发热的案例资料对运用四诊的原则和原理、病因病机理论、辨证方法的选取、治疗理论、中药理论、处方分析、预防理论等予以具体阐述，未尽之处加按语说明。

一、病情资料

王某，女，22 岁，2016 年 12 月 23 日初诊。

主诉：口腔溃疡、颈部淋巴结肿大 3 天，发热 1 天。

现病史：3 天前患者熬夜、吃辛辣食物，导致口腔溃疡两处，局部灼痛，惧怕进食，左侧颈部摸到 3 个大小不等的包块，连续成串，有压痛，昨晚出现发热，测体温 38℃。

刻下症：口腔局部灼痛，左侧颈部淋巴结肿大，发热，怕冷，咽中有痰，时有少量黄痰咳出，纳食正常，大便 2 日 1 行，便干，小便黄，舌质红，苔薄黄，脉浮滑。

体格检查：体温 38.1℃，颈部可明显触及 3 个肿大的淋巴结，表面光滑，推之可移，较大者约 0.5cm，有轻压痛，舌左侧和上齿龈右侧有白色溃疡，周围红晕，咽红，双侧扁桃体 Ⅰ 度肿大，色红，表面无分泌物。

二、诊断原则

1. 整体审察

从宏观的角度，通过患者的局部病状，全身情况包括寒热、睡眠、饮食、大小便、精神状况，舌象、脉象，实验室检查，疾病与性别、年龄、病史、情绪、性格、体质、季节、起居、饮食偏嗜等方面的相关情况，进行整体审查。

局部病状、全身情况：口腔溃疡，周围红晕，局部灼痛，左侧颈部淋巴结肿大，按之痛，咽红，扁桃体 Ⅰ 度肿大，色红，咽中有痰，时有少量黄痰咳出，发热，怕冷，纳食正常，大便 2 日 1 行，便干，小便黄，舌质红，苔薄黄，脉浮滑，颈部可明显触及 3 个肿大的淋巴结，表面光滑，推之可移，较大者约 0.5cm，有轻压痛。

疾病与性别、年龄、饮食、起居的相关情况：女性，22 岁，3 天前熬夜、吃辛辣食物导致左侧颈部淋巴结肿大、口腔溃疡。

2. 四诊合参

通过望诊、闻诊、问诊、切诊收集病情资料，而且四种诊法互相参考，不可缺诊。

望诊：舌左侧和上齿龈右侧有白色溃疡，周围红晕，痰色黄，咽红，双侧扁桃体Ⅰ度肿大，色红，表面无分泌物，舌质红，苔薄黄，体温 38.1℃。

闻诊：咳时声音响亮，伴有痰声。

问诊：现怕冷，发热，口腔溃疡处灼痛，自诉颈部淋巴结肿大，咽中有痰，纳食正常，大便 2 日 1 行，便干，小便黄，与 3 天前熬夜、吃辛辣食物有关，未曾服药。

切诊：脉浮滑，颈部触及 3 个肿大淋巴结，表面光滑，推之可移，较大者约 0.5cm，有轻压痛。

三、诊断原理

1. 以常达变

通过四诊，在认识正常表现的基础上，归纳、辨别异常情况，用以诊断疾病，给出病名。

正常表现：纳食正常，苔薄，说明虽然有病，邪气不深，是正常表现。

异常情况：年轻人气血充盛，脉滑是正常脉象，结合患者口腔溃疡、颈部淋巴结肿大、突然发热、咽中黄痰咳出的表现，也可是热毒夹痰壅聚之象，滑脉主痰饮、实热，也属于异常脉象。综合分析，舌左侧和上齿龈右侧有白色溃疡，周围红晕，局部灼痛，左侧颈部淋巴结肿大，按之痛，发热，测体温 38.1℃，怕冷，咽中有痰，时有少量黄痰咳出，大便 2 日 1 行，便干，小便黄，咽红，扁桃体Ⅰ度肿大，舌质红，苔黄，脉浮滑，均是异常情况。

病名：口腔溃疡，中医称为口疮。颈部淋巴结肿大经常与头面疮疖、口腔感染等疾病相伴或继发出现。颈部结核如豆，边界清楚，推之活动，有轻压痛，中医称为颈部臖核；发热1天，起病较急，病程短，测体温38.1℃，伴怕冷，脉浮，中医称为外感发热；双侧扁桃体Ⅰ度肿大，色红，中医称为乳蛾。

2. 司外揣内

脏腑与体表通过经络联系，通过观察外部的表现，可以测知内脏、经络的情况，从病情资料中抓出主诉和伴随的主要表现，依据藏象或经络理论找出病变与哪些脏腑、经络有关。

主诉口腔溃疡、颈部淋巴结肿大3天，发热1天；主要表现是舌左侧和上齿龈右侧有白色溃疡二处，周围红晕，局部灼痛，左侧颈部淋巴结肿大，按之痛，咽红，扁桃体肿大、色红。

（1）口疮

中医学认为脾主肌肉，《黄帝内经》又云"诸痛痒疮，皆属于心"，说明口疮与心脾关系密切；脏腑的病变反映于舌面，具有一定的分布规律，以五脏来划分，舌尖属心肺，舌边属肝胆，舌中属脾胃，舌根属肾。从口疮的局部表现看，舌左侧溃疡与肝胆有关；上齿龈是足阳明胃经循行所过之处，上齿龈右侧溃疡与胃有关。依据藏象、经络理论，口疮与心、脾、胃、肝、胆有关。

（2）颈部臖核

颈部循行的经脉有手足三阳经，其中颈部侧面循行的经脉是手足少阳经脉，依据经络理论，颈部臖核与少阳经关系密切。

（3）乳蛾、咽红

咽喉为肺、胃之门户，又为肝、脾、肾三阴经之所过，《针灸甲乙经》曰："胆者，中精之府，五脏取决于胆，咽为之使。"咽喉病涉及的病位在脾、胃、肝、胆、肺、肾，患者咽红，急性起病，属实证，与肺、胃、肝、胆有关，双侧扁桃体Ⅰ度肿大，色红，急性起病，属实证，与肺胃热毒有关；依据藏象、经络理论，咽红、扁桃体肿大与肺、胃、肝、胆有关。

综合以上分析，依据藏象经络理论，病位在口腔、咽喉、颈部，与心、脾、胃、肝、胆、肺有关。

3. 审症求因

以主要表现、实验室检查为主要依据，通过分析症状、体征、实验室检查结果等来推求病因，通过分析各类病因的形成、性质、致病途径、致病特点，了解所致证证的临床特征，从而更好地指导疾病的辨证。

主诉口腔溃疡、颈部淋巴结肿大 3 天，发热 1 天，结合局部表现为白色溃疡，周围红晕，局部灼痛，说明与热毒有关；急性起病，左侧颈部淋巴结肿大与口腔溃疡同时出现，伴咽红、扁桃体肿大，黄痰，便干，小便黄，舌质红，苔黄，脉滑，与里热兼热痰有关；发热伴怕冷、脉浮说明有表证。综合分析，口腔溃疡、颈部淋巴结肿大 3 天，发热 1 天的病因是热毒、热痰、六淫邪气，其中以热毒、六淫邪气为主，热痰为轻。

四、病因理论

中医探求病因的主要方法有问诊求因和审症求因二种，通过问诊了解病因，这一方法简便直观，但有一定局限性，有时从患者处无法得到正确结果，这就需要使用审症求因的方法，以临床表现为主要依据，通过分析症状、体征等来推求病因。常见病因分为外感病因、内伤病因、病理产物性病因、其他病因四类。

1. 问诊求因

3 天前熬夜、吃辛辣食物，导致左侧颈部淋巴结肿大、口腔溃疡，恣食辛辣刺激食物，酿热化火，脾胃功能失调，湿热内生，导致湿热火毒蕴结。熬夜伤肝胆，火热毒邪乘势循肝胆经蓄积。通过问诊获得的病因是熬夜、吃辛辣食物导致热毒壅聚、湿热内生。

2. 审症求因

通过审症获得的病因是热毒、热痰、六淫邪气。

五、病机理论

病机就是疾病发生、发展与变化的机制，主要的病机有：邪正斗争、脏腑功能失常、精气血津液失常、阴阳失调。

1. 从邪正斗争角度分析

疾病的发生、发展、变化，与人体的体质强弱和致病因素的性质极为相关，病邪作用于人体后，正气奋起抗邪引起邪正相争，破坏了人体的阴阳相对平衡，或导致脏腑气机升降失常，或造成精气血津液失常，最后出现各种各样的证候。在邪正斗争过程中，邪气与正气相互消耗，根据二者所含比例不同，出现虚证、实证、虚实夹杂证；根据邪气与正气的阴阳属性不同，出现寒证、热证、寒热夹杂证；根据邪气与正气所在的部位不同，出现表证、里证、半表半里证。

2. 从脏腑功能失常角度分析

某一脏腑功能异常除表现出自身症状，还影响其他脏腑，使之出现相应的症状，并且影响精气血津液的生成、输布、排泄，导致精气血津液的不足、郁滞和病理产物蓄积，从而出现阴证、阳证、表证、里证、虚证、实证、寒证、热证。

邪正斗争、脏腑功能失常、精气血津液失常、阴阳失调这四方面，无论从哪个角度分析病机，最后均以表证、里证、寒证、热证、虚证、实证、阴证、阳证等证型表现出来，在临证时这些证型或单一出现，或相兼出现，错综复杂，但最后都离不开八纲。因此，分析病机可以为下一步的辨证做准备。

本案例，病因有明显的外感、内伤因素。从发病情况看，患者3天前熬夜、吃辛辣食物，导致左侧颈部淋巴结肿大、口腔溃疡，两天后出现发热恶寒。恣食辛辣刺激食物，酿热化火，脾胃功能失调，湿热内生，导致湿热火毒蕴结，循经上攻，熏灼口舌齿龈，出现口腔溃疡；熬夜伤肝胆，湿热毒邪乘势循经上扰，阻碍气血运行，在颈部侧面少阳经处蓄积成团，出现左侧颈部淋巴结肿大；咽红、扁桃体肿大、便干，小便黄，舌质红，苔黄，脉滑，与里热有关；咽中有痰，说明邪热炼液成痰；身有内热之人，容易招致外邪，感受外邪之后，邪正相争，外邪袭表，则怕冷、发热并见，脉浮主表证。综合以上分析，属邪气实，以热毒为重，表邪为轻，痰更次之，病位在口腔、咽喉、颈部，病变涉及上、中、下三焦，主要在中、上焦，病机是内有热毒兼痰，外有邪气侵袭。

六、辨证方法

1. 辨证方法的选取

所有病案先用八纲辨证进行分析，得出的结论可以为后面辨证方法的选取指明方向，最后再进行脏腑辨证，使治疗更有针对性。

（1）外感病和内伤杂病的病案依据八纲辨证的表里、寒热、虚实六纲进行分证；接着外感病的病案用六经辨证、卫气营血辨证、三焦辨证的方法找出病位的浅深层次，继而用脏腑辨证的方法进一步明确病位、病性、证型，最后给出证名；内伤杂病直接用脏腑辨证方法辨别出病位、病性、证型，最后给出证名。

（2）皮肤病的病案依据八纲辨证中阴阳二纲进行分证，结合皮肤特点，采用局部辨证的方法，结合全身情况，辨别出属阴证、阳证，继而用脏腑辨证的方法明确病位、病性、证型，最后确定证名。

（3）由于人体是一个以脏腑为中心的有机整体，通过经络外联四肢百骸、五官九窍，无论是外感病、内伤病，还是皮肤病，都可以结合经络辨证。

2. 本病案辨证方法的选取

依据八纲辨证理论为表里同病，表实热、里实热证，属于温病的范畴，进一步依据卫气营血辨证理论为卫气同病证，依据三焦辨证理论为上、中焦证，依据脏腑辨证理论为肺、心、脾、胃、肝、胆热壅夹痰，兼外感风热证。

（1）八纲辨证为表里同病，属表实热、里实热证的依据

新起怕冷，发热，苔薄黄，脉浮滑，符合表实热证特点；口腔溃疡，局部灼痛，左侧颈部淋巴结肿大，按之痛，咽中有痰，时有少量黄痰咳出，大便干，小便黄，咽红，扁桃体Ⅰ度肿大，舌质红，苔黄，脉滑，符合里实热证的特点，故属于表实热、里实热证。

（2）卫气营血辨证为卫气同病证的依据

发热结合怕冷、苔薄黄、脉浮滑，是邪在卫表的表现；发热结合口腔溃疡、局部灼痛、左侧颈部淋巴结肿大、按之痛、咽中有痰、时有少量黄痰咳出、大便干、小便黄、咽红、扁桃体肿大、舌质红、苔黄、脉滑，是热毒兼痰在气分的表现，故属于卫气同病。

（3）三焦辨证为上、中焦证的依据

发热结合口腔溃疡、颈部淋巴结肿大、咽红、双侧扁桃体Ⅰ度肿大，病位在上焦；发热伴大便干，为中焦证。故属上、中焦证。

（4）脏腑辨证为肺、心、脾、胃、肝、胆热壅夹痰，兼外感风热证的依据

发热、怕冷、苔黄、脉浮为风热表证；口腔溃疡、咽红、扁桃体色红

肿大、颈部左侧淋巴结肿大为肺、心、脾、胃、肝、胆热毒壅聚；黄痰、便干、小便黄、舌质红、苔黄、脉滑为里热夹痰，故属肺、心、脾、胃、肝、胆热壅夹痰，兼外感风热证。

综合以上分析，八纲辨证为表里实热证；卫气营血辨证为卫气同病证；三焦辨证为上、中焦证；脏腑辨证为肺、心、脾、胃、肝、胆热壅夹痰，兼外感风热证。病位在口腔、咽喉、颈部，病变主要与中、上二焦关系密切，涉及下焦，属邪气实，以热毒为重。证名是上、中焦热毒兼外感风热证。

七、治疗理论

治疗理论包括治则与治法。治则是治疗疾病的准则，有总则和原则。总则包括正治与反治、治标与治本、扶正祛邪、调整阴阳、调和脏腑、调理精气血津液、三因制宜等；原则根据总则来制定，常用的原则有虚则补之、实则泻之、寒者热之、热者寒之，急则治标、缓则治本、标本兼治、顺应脏腑的生理特性。治法是治疗疾病的总体方法，从属于治疗原则，常用的治法是汗法、和法、下法、消法、吐法、清法、温法、补法。

病案中以"扶正祛邪"为总则，属邪气实，以热毒为重，本着"实则泻之"的原则，八法中采用汗法、清法、下法、消法四法，其中以清法、消法为主，具体治法为清热解毒散结，化痰解表透邪。

八、中药理论

俗语说用药如用兵，只有掌握好每味中药的特点，用在患者身上才能有效，这就与中药理论有关，中药理论的核心内容是中药的药性，正如孙思邈在《千金翼方》中指出："不明药性者，不能以除病。"中药药性的基本内容包括四气五味、升降浮沉、归经、有毒无毒等，这些都体现在开出的处方之中。

病案的处方应体现治法，即清热解毒散结，化痰解表透邪。依据药性理论选取中药：四气选用偏寒以制热；五味选用辛，以发散解表、行气活血，选苦以降泄燥湿；药选以归心、肺、脾、胃经为主；药选偏沉降之品以降气、降火，升浮之品能入上焦，引药直达病所。

九、方药分析

处方是在治法的指导下，运用成方或遣药组方加减，并明确用量、剂型、用法而成。

1. 处方资料

蝉蜕 10 克，桑叶 10 克，牛蒡子 10 克，桔梗 10 克，生甘草 6 克，黄芩 10 克，炒栀子 10 克，生石膏^{先煎}20 克，板蓝根 30 克，重楼 10 克，玄参 15 克，连翘 15 克，浙贝母 10 克，僵蚕 10 克，人工牛黄^{冲服}3 克，桃仁 6 克，西黄丸^{冲服}3 克，5 剂，水煎服，日 2 次。

2. 方药的选取

患者属邪实，治疗以祛邪为法，具体治法为清热解毒散结，化痰解表透邪，方以凉膈散、普济消毒饮加减。

凉膈散出自《太平惠民和剂局方》，主治上、中焦火热证，由大黄、朴硝、生甘草、栀子、薄荷、黄芩、连翘、竹叶、蜂蜜组成，具有泻火通便、清上泄下的功效。处方选取黄芩、栀子、连翘、生甘草以清热解毒，用人工牛黄代替大黄、朴硝，能泻火通便，同时增强清热解毒之功。

普济消毒饮出自《东垣试效方》，主治感受风热疫毒之邪，壅于上焦，发于头面的大头瘟，由黄芩、黄连、人参、橘红、玄参、生甘草、连翘、牛蒡子、板蓝根、马勃、白僵蚕、升麻、柴胡、桔梗组成，具有清热解毒、疏风散邪的功效。处方选取黄芩、板蓝根、玄参、连翘、僵蚕、牛蒡子、桔梗、生甘草以清热解毒、利咽散结。

处方加入生石膏能增强清泄肺胃作用，加入重楼增强清热解毒的作用，加入浙贝母以清热化痰，同时增强解毒散结的作用，加入蝉蜕、桑叶疏散风热，透邪解表，同时增强清热利咽的作用。

3. 处方分析

方中玄参、僵蚕味咸能软坚散结，浙贝母、连翘味苦能降泄，四药性寒能制热，与西黄丸同用能清泄热毒，散结消肿，僵蚕、浙贝母还能清热化痰；蝉蜕、桑叶、牛蒡子、连翘、黄芩、炒栀子、生石膏、板蓝根、重楼、桔梗、生甘草、玄参、人工牛黄性寒能清泄热毒、清利咽喉，其中桔梗为舟楫之剂，能载诸药上行入肺，清解上焦的毒热结聚；蝉蜕、桑叶、牛蒡子、连翘辛凉，僵蚕味辛，五药配合能疏散风热；人工牛黄性味苦凉，能泄热化痰通便，桃仁活血化瘀，润肠通便，二药配合使热结得散，邪从大便而解；栀子归三焦经，能屈曲下行导热从小便而出。诸药配伍，内能解毒散结，外能透邪解表，达到外邪透解、热毒得清、热结得散的目的。

十、预防理论

依据中医学理论，疾病需要进行综合防治，才能很好地祛除病邪，恢复人体健康。本例患者，嘱其避免熬夜，忌食辛辣之物，以免助热生毒，潜伏体内。

十一、按语

1. 治病求本、扶正祛邪、调整阴阳三者的关系

（1）治病求本

此指治疗疾病必须找出主要矛盾，主要矛盾就是"本"，剩下的次要矛盾就是"标"。主要矛盾是正虚，就用"虚则补之"的原则；主要矛盾是邪实，就用"实则泻之"的原则。同理，次要矛盾也是采取"虚则补之""实则泻之"的原则。

（2）扶正祛邪

扶正需要采取"虚则补之"的原则，通过实施补气、补阳、补阴、补血等治法实现调整阴阳；祛邪需要采取"实则泻之"的原则，通过实施发汗、涌吐、泻下、逐水、清热、散寒等治法实现调整阴阳。

扶正祛邪、治病求本、调整阴阳都属于总则，在临证时经常以扶正祛邪为抓手，在具体实施过程中体现治病求本，最后实现调整阴阳。

2. 伏邪温病的诊断与治疗

本案例从发病过程看，符合伏邪温病。患者吃辛辣食物、熬夜，影响脾胃肝胆的气机，气机郁滞导致热毒内生，出现口腔溃疡、颈部淋巴结肿大，内有郁热之人最易招致外邪，感受六淫邪气后，正邪抗争，两天后又出现恶寒、发热、脉浮等表证，外邪束表、腠理不通，使邪无出路，郁热伏邪欲透而不达，除了口腔、颈部病证外，又出现发热伴咽红、扁桃体肿

大、黄痰等肺胃毒盛，甚至热毒炼液成痰的证候，如柳宝诒《温热逢源》所云"虽外有表证，而里热先盛"。

伏邪温病的治法，以清泄里热毒邪、导邪外达为主。首先为热毒之邪寻找出路，不使热毒内闭，仿普济消毒饮中苦寒清泻与辛凉升散清疏并用，使药至病所，火郁发之。病案处方中蝉蜕、桑叶、牛蒡子、连翘、黄芩、炒栀子、生石膏、板蓝根、重楼、桔梗、生甘草、玄参、人工牛黄清热泻火解毒，蝉蜕、桑叶、牛蒡子、连翘、僵蚕疏散风热，配合桔梗引药达上，使壅于头面的热毒之邪得以散泄，寓有"火郁发之"之意；疏散风热药的辛散之性与清热解毒药的苦降之性，一升一降，相互制约，清泄热毒不凉遏，升散邪热不助焰；同时从小便、大便分消热毒，用栀子导热从小便而出，人工牛黄泄热通便，使热毒从大小便而解。

第二章

肺系病证

感　冒

风热袭表、鼻窍不利证案例

【病情资料】

胡某，女，24 岁，2020 年 1 月 21 日初诊。

主诉：发热、鼻塞 4 天。

现病史：患者 4 天前外出不慎感邪，出现发热，体温 38.5℃，鼻塞、打喷嚏、流清涕，后背和胳膊酸痛，夜间自感胸闷，时有头晕，去医院查心电图正常。血常规示白细胞总数 $11.9×10^9$/L。诊为上呼吸道感染。已服阿莫西林胶囊 3 天。

刻下症：发热，已不打喷嚏，仍鼻塞，流黄涕，夜间睡时双侧鼻孔不通，张口呼吸影响睡眠，微咳，纳食正常，大小便正常，舌尖红，苔薄，脉浮滑。

体格检查：体温 37.5℃，身体偏瘦，咽红，扁桃体Ⅰ度肿大。

【诊断原则】

1. 整体审察

局部病状、全身情况、实验室检查：发热，微咳，鼻塞，流黄涕，夜间张口呼吸影响睡眠，纳食正常，大小便正常，身体偏瘦，咽红，扁桃体Ⅰ度肿大，体温 37.5℃，舌尖红，苔薄，脉浮滑。

疾病与年龄、性别、季节的相关情况：年轻女性，冬季感邪。

2. 四诊合参

望诊：身体偏瘦，流黄涕，舌尖红，苔薄，咽红，扁桃体Ⅰ度肿大，体温37.5℃，白细胞总数高。

闻诊：微咳，无喷嚏声。

问诊：现发热，无恶寒，无汗出，微咳，鼻塞，流黄涕，纳食正常，大小便正常。4天前感邪后引起，当时发热、鼻塞症状突出。

切诊：脉浮滑。

【诊断原理】

1. 以常达变

正常表现：患者已不打喷嚏，纳食正常，大小便正常，身体偏瘦，苔薄，说明病位浅，对脏腑的影响轻微，是正常表现。

异常情况：患者人瘦肌薄，桡动脉所在部位浅表，浮脉属正常脉象，结合突然发热伴鼻塞的表现，浮脉主表证，也属于异常脉象；年轻人气血充实，滑脉是正常脉象，结合发热伴鼻塞的表现，滑脉主实热，也属于异常脉象；综合分析，低热，微咳，鼻塞，咽红，扁桃体肿大，舌尖红，脉浮滑，是异常情况。

病名：起病急，有外感因素可查，以发热、鼻塞为主症，伴有微咳、咽红、扁桃体肿大等表现，中医病名是感冒。

2. 司外揣内

主诉发热、鼻塞4天为邪气在表、鼻窍不利之象。咽喉是肺胃的门户，依据藏象理论，咳嗽、咽红、扁桃体肿大与肺有关。

3. 审症求因

患者4天前出现鼻塞、打喷嚏、流清涕，与寒邪犯肺有关，后背、胳膊酸痛为邪气影响经络，经络不通所致，寒邪侵入人体自然会发生邪正相争的情况，表现为发热。经过4天的演变，年轻之人气血旺盛，邪气郁而化热，故见发热、咽红、扁桃体肿大，舌尖红、脉滑亦说明有热；微咳、鼻塞、流涕、脉浮说明邪气在表，属风热。外邪属于风邪、寒邪、热邪的理由如下。

（1）风

《素问·太阴阳明论》说："伤于风者，上先受之。"风邪侵袭，常伤及人体上焦，出现肺系症状，如咳嗽、鼻塞、打喷嚏、流涕等。"风为阳邪，易袭阳位"，风邪常常侵袭人体属阳的部位，如肌表、经络等偏于浅表的部位，可见后背、胳膊酸痛等症状。

（2）寒

风为百病之长，冬月风邪易兼寒，导致流清涕。

（3）热

热为阳邪，其性炎上，导致咽红、扁桃体肿大、流黄涕、舌尖红、脉浮滑。

综合分析，最初的病因是风、寒，4天后的病因是风、热。

【病因理论】

1. 问诊求因

最初的病因通过问诊可以获得，有明显的外感诱因，但无法清楚邪气的性质，问诊获得的病因是外邪。

2. 审症求因

通过审症获得最初的病因是风、寒，4天后的病因是风、热。

【病机理论】

从发病情况看，患者由于不慎外感风寒之邪，邪气盛，邪郁于表，正邪相争剧烈，故发热，体温38.5℃，伴鼻塞、打喷嚏、流清涕等表寒之象；风寒阻于经络，不通则痛，故后背、胳膊酸痛；邪气在表，卫气郁闭引起肺宣发卫气的功能失常，气机不畅，气的推动、营养作用无法实施，故胸闷、头晕。年轻之人气血旺盛，邪正相争已经4天，邪气消减，已在表郁而化热，但热邪不甚，故发热不高，体温37.5℃，伴偶咳、鼻塞、流黄涕，表现出风热之邪袭表、肺气失宣之象；咽红、扁桃体大、舌尖红、脉浮滑为热在上焦之象。通过病程分析，患者最初属邪气盛，病机是风寒袭表，4天后属邪气较轻，病机是风热袭表。

【辨证方法】

依据八纲辨证理论为表实热证，属于外感温病的范畴，进一步使用卫气营血辨证和三焦辨证，依据卫气营血辨证理论为卫分证，依据三焦辨证理论为上焦证，依据脏腑辨证理论为风热袭表、鼻窍不利证。

1. 八纲辨证辨为表实热证依据

辨表证：患者新起发热、舌尖红、脉浮、鼻塞、流涕、微咳，符合表证特点。

辨实证：《素问·通评虚实论》说："邪气盛则实，精气夺则虚。"患者年轻正气不虚，邪气侵犯，正气奋起抗邪，符合实证特点。

辨热证：患者扁桃体Ⅰ度肿大、咽红、舌尖红、脉滑，为热象表现。

2. 卫气营血辨证辨为卫分证依据

辨卫分证：以发热为主症，恶寒不显，舌尖红、脉浮滑，符合卫分证的辨证要点。

3. 三焦辨证辨为上焦证依据

辨上焦证：微咳、鼻塞、流黄涕、扁桃体Ⅰ度肿大、咽红、舌尖红、脉浮滑，为外邪犯肺的表现，肺居于上焦。

4. 脏腑辨证辨为风热袭表、鼻窍不利证依据

辨风热袭表证：以发热为主症，恶寒不显，伴微咳、咽红、扁桃体肿大、流黄涕、舌尖红、脉浮，符合风热袭表的辨证要点。

辨鼻窍不利证：鼻塞、流黄涕是肺窍不利的表现。

综观症、舌、脉表现，病位在肺，属表实热证，为邪实，证名是风热侵袭肺卫、鼻窍不利证。

【治疗理论】

以"扶正祛邪"为总则，属表实热证，本着"其在皮者，汗而发之""实则泻之""热者寒之"的原则，故八法中采用汗法、清法二法，其中汗法为主，清法次之，以透邪利窍为主，清热为辅，具体治法为辛凉解表，宣肺利窍。

【中药理论】

病案处方体现治法，即辛凉解表，宣肺利窍。处方里的每一味中药都应依据中药的药性理论选取。因此，四气应选用寒凉之性以清热；五味选用辛、苦二味，其中辛以发散解表，苦能泄；药物归经应以肺经为主；药选植物药质地较轻，引药直达上焦以祛邪。

【方药分析】

1. 处方资料

荆芥穗 10 克，柴胡 10 克，辛夷^{包煎}10 克，菊花 10 克，白芷 10 克，桔梗 6 克，生甘草 6 克，金银花 10 克，连翘 10 克，3 剂，水煎服，日 2 次。

2. 方药的选取

患者属邪气实，风热之邪偏盛，其中风邪偏多、热邪偏少，为风热侵袭肺卫、鼻窍不利证。因此以透邪利窍为主，清泄热邪次之。此方以银翘散加减，银翘散出自《温病条辨》，主治温病初起，邪在卫分，由连翘、金银花、苦桔梗、薄荷、竹叶、生甘草、荆芥穗、淡豆豉、牛蒡子、鲜芦根组成，具有辛凉透表、清热解毒之功。方中清热解毒药偏多，现患者热邪不甚，故减去清热之品，加重透邪利窍的功效。

3. 处方分析

病案处方中荆芥穗味辛偏温、柴胡味辛微寒，透邪解表，金银花、连翘性寒，清中有散，清宣肺热，辛夷、菊花、白芷味辛，宣通鼻窍，桔梗、生甘草宣肺利咽，生甘草兼可调和药性。荆芥穗、辛夷、白芷虽性偏温，方中凉性药居多，故不影响本方总体性凉之旨，且清热之中佐以辛温之品不至于出现"凉遏"现象，更有利于透表清热，实现辛凉解表、宣肺利窍的目的。

【预防理论】

患者应适当休息，劳则气耗，正气受损，不利于抗邪；饮食应以清淡为主，避免增加脾胃负担，脾胃之气旺盛，气血生化有源，则抗邪有力。

【按语】

1. 温热之邪侵袭人体，如果邪气太盛或患者正气不足，人体抵抗力低下，温热邪气就会发生传变，温热之邪可以从卫分到气分，由气分入营分，由营分入血分，由浅入深，步步深入，沿着上焦、中焦、下焦由上到下迅速传变，导致病情深重，严重的会导致死亡。该病案为温热病初起阶段，邪气在上焦肺卫浅表部位暂居，患者感受邪气不甚，加之年轻正气充足，经积极治疗后，邪气不向深层传变，疾病能很快痊愈。

2. 病案资料显示白细胞总数偏高，西医认为是细菌感染，用抗生素治疗，中医不针对这个实验室指标，通过辨证分析得知患者初起属于风寒袭表，由于患者年轻，阳气较为旺盛，邪气才会从阳化热，表现为风热在表（肺卫），治疗采用辛凉解表、宣肺利窍之法即可。

暑湿内蕴、外感寒邪证案例

【病情资料】

李某，男，28岁，2018年7月21日初诊。

主诉：发热3天。

现病史：患者3天前因天热，在空调屋与朋友开怀畅饮，晚上回家测体温38.6℃，自服退烧药，汗出烧退，然后复烧，如此反复，今来就诊。

刻下症：发热，身痛，困倦，疲乏无力，睡眠正常，纳食不香，大便正常，小便色黄，舌质红，苔白腻，脉细滑。

体格检查：测体温38.9℃。

【诊断原则】

1. 整体审察

局部病状、全身情况：发热，身痛，困倦，疲乏无力，睡眠正常，纳食不香，小便色黄，测体温38.9℃，舌质红，苔白腻，脉细滑。

疾病与性别、年龄、季节、环境的相关情况：年轻男性，正逢夏季，在空调屋开怀畅饮。

2. 四诊合参

望诊：舌质红，苔白腻，体温38.9℃。

闻诊：无。

问诊：发热，身痛，困倦，疲乏无力，睡眠正常，纳食不香，大便正常，小便色黄，3天前在空调屋开怀畅饮后引起发热，自服退烧药效果不显。

切诊：脉细滑。

【诊断原理】

1. 以常达变

正常表现：睡眠正常，大便正常，说明病位浅，对睡眠、大便的影响轻微，是正常表现。

异常情况：年轻人气血充盛，滑脉是正常脉象，结合发热、小便黄，滑脉主实热，也属于异常脉象；综合分析，发热，身痛，困倦，疲乏无力，纳食不香，小便色黄，体温 38.9℃，舌质红，苔白腻，脉细滑，是异常情况。

病名：起病急，正值暑季，有外感和伤于饮食的因素可查，以发热为主症，伴有身痛、困倦、疲乏无力、纳食不香、小便色黄等表现，中医属于感冒范畴，中医病名是夏季感冒。

2. 司外揣内

发热 3 天，伴身痛为邪气在表、经络不畅之象；结合困倦、疲乏无力、纳食不香为脾胃虚弱之象。依据藏象、经络理论，与脾胃、经络有关。

3. 审症求因

发热 3 天，结合身痛为邪气束表、经络不畅之象；结合困倦、疲乏无力、纳食不香为脾气不足之象；结合小便色黄、舌质红、苔白腻为内有湿热之象。综合分析，病因是外有邪气束表、经络不畅，内有湿热、脾气不足。

【病因理论】

1. 问诊求因

外感、内伤病因明显。正值夏暑之际，因天气炎热，患者在空调屋与朋友开怀畅饮，寒湿邪气从口而入侵犯脾胃，空调的寒邪从皮毛、肌表侵入，外受阴寒之气，内有湿浊停聚。问诊获得病因是湿、暑、寒。

2. 审症求因

审症获得病因是外有邪气束表、经络不畅，内有湿热、脾气不足。

【病机理论】

从病因看有明显的外感、内伤因素，发病季节为 7 月暑天，暑为阳邪，多夹湿，人体处于暑湿之气的包围中，与朋友开怀畅饮，寒湿邪气从口而入侵犯脾胃，加重湿浊停聚中焦的现象，导致暑与湿并困体内，又因患者在空调屋吹冷气，空调的寒气从皮毛、肌表侵入，使得人体外受阴寒之气，内有暑湿停聚。寒邪束表，表里不通则发热；寒邪主痛，邪阻经络，不通则痛，故出现身痛；湿热困阻脾胃，清阳不展，影响清阳之气的营养、推动作用，故出现身体困倦、疲乏无力的现象；湿热困阻中焦，脾胃的受纳、腐熟与运化水谷的功能失常，出现纳食不香的现象；小便色黄、舌质红、苔白腻为内有湿热之象；脉细滑为湿阻之象。

综合以上分析，属邪气盛，为暑、湿、寒三气交感，表里并困，暑邪、湿邪、寒邪并重，病机是内有暑湿，外感寒邪。

【辨证方法】

依据八纲辨证理论为表里同病，属表实寒、里实寒热混杂证，属于外感温病的范畴，进一步使用卫气营血辨证和三焦辨证，最后使用脏腑辨证。依据卫气营血辨证理论为卫气同病，依据三焦辨证理论为上、中焦同病，依据脏腑辨证理论为湿热困脾、邪在肺卫证。

1. 八纲辨证辨为表里同病，属表实寒、里实寒热混杂证的依据

辨表实寒证：新起发热，有外感诱因，符合表证特点；发热 38.9℃，表现出邪正相争剧烈，正气不虚、抗邪有力的特征，符合实证特点；发热伴身痛的表现，符合外寒袭表、经络不通的特点。

辨里实寒热混杂证：暑湿邪气壅聚体内，中焦脾胃证候明显，有发热、身体困倦、疲乏无力、纳食不香、小便色黄的表现，符合里实证的特征；因内有暑湿之邪，暑为阳邪，湿为阴邪，故里证表现出寒（苔白腻、脉细）、热（小便色黄，舌质红）同时存在的表现，以上只可辨为里实证，或说里实寒热混杂证。

2. 卫气营血辨证辨为卫气同病的依据

辨卫分证：患者新起发热伴身痛，有外感诱因，是邪在卫表的表现。

辨气分证：发热、身体困倦、疲乏无力、纳食不香、小便色黄、舌质红、苔白腻，是湿热阻遏中焦脾胃气分的表现。

3. 三焦辨证辨为上、中焦同病的依据

辨上焦证：新起发热伴身痛，有外感诱因，是邪在卫表的表现，病位在肺，属上焦。

辨中焦证：发热、身体困倦、疲乏无力、纳食不香、小便色黄、舌质红、苔白腻为邪在气分，属中焦。

4. 脏腑辨证辨为湿热困脾、邪在肺卫证的依据

辨湿热困脾证：身体困倦、疲乏无力、纳食不香、苔白腻、脉细滑为湿邪困脾证；小便色黄、舌质红，为里有热。

辨邪在肺卫证：发热、身痛，为邪在表，在肺卫。

综观症、舌、脉表现，病位在肺卫、脾胃，属表实寒、里实寒热混杂证，为邪实，证名是内有暑湿、外感寒邪证。

【治疗理论】

以"扶正祛邪"为总则，属表实寒、里实寒热混杂证，为邪实，本着"其在皮者，汗而发之""实则泻之""热者寒之"的原则，八法中汗法、清法、消法三法并重，具体治法为祛除湿邪，清热祛暑，解表散寒。

【中药理论】

病案的处方体现治法，即芳香化湿，清热祛暑，解表散寒。依据药性理论选取中药，四气应选用寒凉之性以清热祛暑，温热之性以祛寒；五味选用辛、苦、淡三味，其中辛以发散解表、芳香化湿，苦能燥湿，淡能利湿；药物归经应选入脾胃经，芳香之品，引药直达中焦，以祛除在里之邪；药选以归肺经为主，解除在表之邪。

【方药分析】

1. 处方资料

广藿香 10 克，佩兰 10 克，薄荷^{后下}6 克，金银花 15 克，连翘 15 克，黄芩 10 克，生石膏^{先煎}15 克，茯苓 10 克，滑石块^{先煎}10 克，石菖蒲 10 克，香薷 10 克，羚羊角粉^{冲服}1.2 克，3 剂，水煎服，日 2 次。

2. 方药的选取

患者属邪气实证，暑邪、湿邪、寒邪并重，辨证为内有暑湿、外感寒邪之证，因此以汗法、清法、消法三法并重为原则，以祛暑、祛湿、祛寒为法。方用新加香薷饮加减。新加香薷饮出自《温病条辨》，此方为表里双解之剂，主治夏季感寒，暑湿内蕴，寒轻暑重之证，由香薷、金银花、鲜扁豆花、厚朴、连翘组成，能祛暑解表，清热化湿，但针对本病案力量偏弱，故需加强祛暑除湿、疏表散寒之力。

3. 处方分析

香薷、广藿香、佩兰性味辛，归脾、胃、肺经，能化湿和中、解表散寒，为本方主药，薄荷味辛加强疏散之功；薄荷、金银花、连翘、黄芩、生石膏、滑石、羚羊角粉性寒，能清热祛暑；黄芩味苦能燥湿，茯苓、滑石味淡能利湿，石菖蒲气味芳香，能化湿醒脾和胃，辛、苦、淡同用，祛除湿邪效果突出。诸药合用，达到祛除湿邪、清热祛暑、解表散寒之功。

【预防理论】

感冒期间服少量温水以助发汗，以资汗源，不可多饮以免增湿。《素问·阴阳别论》说"阳加于阴谓之汗"，说明阳作用于阴可致汗出。患者体温高时自行使用退烧药反复促使机体出大汗，出汗太多则伤气（阳）伤津（阴），此时处于阴阳亏损状态，人体脾胃功能低下；温热水气薄，性味甘温，气薄能调畅气机，性温能通阳散寒，味甘能滋润生津，感冒发热喝少量温水，可以使脾胃功能慢慢恢复（即胃气和），祛邪能力增强，缩短病程。

【按语】

1. 本案例夏季感冒与单纯的感受寒邪或单纯的暑湿证均不相同。单纯的感受寒邪属表证，单纯的暑湿证属里证，该案例夏季感冒实为暑、湿、寒三气交感，表里并困，临证需要加以鉴别。

2. 关于暑湿、湿热。病案的病因理论中，暑邪为问诊所获得，与季节有关；热邪为审症所得，与患者临床表现有关。暑邪、热邪均属阳邪，热性炎上，暑性炎热，临床表现相似，均有舌红、小便黄等热象，只是暑邪有严格的季节性。患者正值暑季，辨证为内有暑湿、外感寒邪最好，辨证为内有湿热、外感寒邪也行，二者治疗方案一样。

咳　嗽

表里俱实、痰热外感证案例

【病情资料】

李某，女，36岁，2014年5月4日初诊。

主诉：咳嗽3天。

现病史：患者3天前晨起出现咳嗽。

刻下症：咳嗽，咽痒，痰多，色黄，鼻塞，睡眠正常，纳食正常，大便干，小便黄，咽红，舌质红，苔薄，脉浮滑略数。

体格检查：双肺呼吸音正常。

【诊断原则】

1. 整体审察

局部病状、全身情况：咳嗽，咽痒，痰多，色黄，鼻塞，睡眠正常，纳食正常，大便干，小便黄，咽红，舌质红，苔薄，脉浮滑略数。

疾病与性别、年龄、季节、起居的相关情况：青年女性，正逢春季，早晨刚起，人体未及时向体表布散更多的气血，体表气血会一时不足。

2. 四诊合参

望诊：痰色黄，舌质红，苔薄，咽红。

闻诊：咳嗽声高有力。

问诊：咳嗽，咽痒，痰多，鼻塞，睡眠正常，纳食正常，大便干，小便黄。

切诊：脉浮滑略数。

【诊断原理】

1. 以常达变

正常表现：苔薄，提示胃有生发之气，病情轻浅，未伤胃气；睡眠正常，纳食正常，说明疾病未影响睡眠、饮食，是正常表现。

异常情况： 患者桡动脉所在部位浅表，浮脉是正常脉象，结合突然咳嗽、咽痒、鼻塞的表现，浮脉主表证，也属于异常脉象；年轻人气血充实，滑脉是正常脉象，结合黄痰、咽红、大便干、小便黄、咽红、舌质红的表现，滑脉主痰湿、实热，也属于异常脉象。综合分析，咳嗽、咽痒、痰多色黄、鼻塞、大便干、小便黄、咽红、舌质红、苔薄、脉浮滑略数，是异常情况。

病名： 突然起病，病程短，以咳嗽为主症，伴有咽痒、痰多、鼻塞、苔薄、脉浮等表现，中医属于咳嗽范畴，中医病名是外感咳嗽。

2. 司外揣内

咳嗽是肺气不利的表现，主要表现为咳嗽、咽痒、痰多、鼻塞，与肺宣发肃降的功能失常有关。依据藏象理论，病位在肺。

3. 审症求因

主诉咳嗽3天。结合咽痒、鼻塞、苔薄、脉浮数，与风热有关；结合痰多色黄，属热痰；结合大便干、小便黄、咽红、舌质红，是肺热之象。综合分析，病因是肺热、热痰、风热。

【病因理论】

1. 问诊求因

问诊获得的病因是晨起突然咳嗽，与外邪有关，结合发病季节为5月，属风热之邪偏盛的季节。该病案通过问诊获得的病因是风邪、热邪。

2. 审症求因

审症获得的病因是肺热、热痰、风热。

【病机理论】

夜间阳气入于阴分，卫外暂时失固，腠理不密，邪气乘机从外而入，内舍于肺，出现咳嗽、咽痒、咽红、鼻塞、脉浮等一系列外邪袭肺的表现；大便干、小便黄、舌质红、脉滑略数为素有内热之象；咳嗽痰多色黄为痰热之象。综合以上分析，病位在肺，属邪气实，病机是内有肺热兼痰，外有风热侵袭。

【辨证方法】

依据八纲辨证理论为表里同病，表实热、里实热证，属于温病的范畴；进一步使用卫气营血辨证和三焦辨证，依据卫气营血辨证理论为卫气同病，依据三焦辨证理论为上焦证；最后依据脏腑辨证理论为痰热壅肺、风热袭肺证。

1. 八纲辨证辨为表里同病，属表实热、里实热证的依据

辨表实热证：患者新起咳嗽、鼻塞、咽痒、咽红、苔薄、脉浮略数，符合表热证特点；有外感因素可查，表不虚，符合实证特点。

辨里实热证：患者咳嗽、痰多色黄、大便干、小便黄、咽红、舌质红，属里实热证。

2. 卫气营血辨证辨为卫气同病的依据

辨卫分证：患者新起咳嗽、鼻塞、咽痒、脉浮，有外感诱因，是邪在卫表的表现。

辨气分证：咳嗽、痰多色黄、大便干、小便黄、咽红、舌质红、脉滑略数，是痰热在气分的表现。

3. 三焦辨证辨为上焦证的依据

辨上焦证：患者咳嗽、咽痒、鼻塞、咽红，病位在肺，属上焦。

4. 脏腑辨证辨为痰热壅肺、风热袭肺证的依据

辨风热袭肺证：患者以咳嗽为主症，伴咽痒、咽红、鼻塞、脉浮，符合风热袭肺的辨证要点。

辨痰热壅肺证：咳嗽、痰多、色黄、大便干、小便黄、舌质红、脉滑略数，符合痰热壅肺的辨证要点。

综观症、舌、脉表现，病位在肺，属表里俱实、表里俱热证，为邪实，证名是痰热壅肺、风热袭肺证。

【治疗理论】

以"扶正祛邪"为总则，属表里俱实、表里俱热证，为邪实，本着"其在皮者，汗而发之""实则泻之""热者寒之"的原则，八法中采用汗法、清法、消法三法，具体治法为宣肺止咳、清热化痰。

【中药理论】

病案的处方应体现治法，即宣肺止咳，清热化痰。依据药性理论选取中药：四气应选用寒凉之性以清热；五味选用辛、苦二味，其中辛以发散解表、苦能泄；药物归经应以肺经为主；药选植物药质地较轻，引药直达上焦以祛邪，药选沉降使热邪从大小便而解。

【方药分析】

1. 处方资料

蝉蜕 10 克，桑叶 10 克，菊花 10 克，桔梗 10 克，生甘草 6 克，黄芩 10 克，炒栀子 10 克，连翘 10 克，浙贝母 10 克，全瓜蒌 10 克，熟大黄 6 克，3 剂，水煎服，日 2 次。

2. 方药的选取

患者属邪气实，热偏重，为肺热兼痰、风热外袭之证。因此以宣肺止咳、清泄肺热为主，化痰次之。以桑菊饮加减，此方出自《温病条辨》，主治风温初起、邪客肺络证，遵"治上焦如羽，非轻不举"之旨，用药宜轻，药味宜辛，此方由桑叶、菊花、杏仁、连翘、薄荷、苦桔梗、生甘草、芦根组成，具有疏风清热、宣肺止咳的作用，处方中增强清肺热、化热痰的力量。

3. 处方分析

蝉蜕、桑叶、菊花、连翘性味辛凉，归肺经，疏散风热，宣肺止咳；桔梗、生甘草、黄芩、炒栀子、连翘性寒，归肺经，与前四药配合清泄肺热、利咽，且栀子苦寒，轻飘象肺，色赤入心，泻心、肺之邪热，使之屈曲下行，从小便出；浙贝母、全瓜蒌性味苦寒，能清热化痰，同时全瓜蒌可润肠通便；熟大黄性味苦寒，能泻热通便；桔梗为引经药，载药上行入肺，使方中药物作用集中在肺，以达到宣肺止咳、清热化痰之功，通过宣肺、清肺使热邪从汗和大小便而解。

【预防理论】

咳嗽痊愈后多运动，防止内热蓄积，有利于提高正气，防御外邪。

【按语】

随着生活水平提高，人们吃得好、穿得暖，出汗的机会少，使得体内常有内热，容易招致外邪，外邪袭肺，热在上焦蓄积，停聚于肺，炼液成痰，表现出肺热兼痰之象。

肺燥痰郁、兼感外邪证案例

【病情资料】

葛某，女，44岁，2021年3月24日初诊。

主诉：干咳2个月余。

现病史：患者2个月前感冒愈后开始咳嗽不止，自感咳嗽与服用降压药有关，3月13日换降压药，患者服药后仍咳，但频次减少，全天均咳，内心非常紧张，害怕是肺部肿瘤，医院检查，胸片显示正常。

刻下症：干咳，咽痒则咳，自感有痰不出，咽干，流涕少，纳食正常，眠安，大小便正常，咽微红，舌边尖红，苔微黄，脉右寸滑。

既往史：甲状腺肿大。

体格检查：双肺呼吸音正常。

【诊断原则】

1. 整体审察

局部病状、全身情况：咽痒则咳，干咳，自感有痰不出，咽干，流涕少，咽微红，纳食正常，眠安，大小便正常，舌边尖红，苔微黄，脉右寸滑。

疾病与性别、年龄、季节的相关情况：中年女性，冬季感邪后，干咳不止。

2. 四诊合参

望诊：流涕少，舌边尖红，苔微黄，咽微红。

闻诊：干咳呈阵发性，咳声响亮。

问诊：干咳，2个月前因感冒引起，咽痒则咳，自感有痰不出，咽干，纳食正常，眠安，大小便正常。

切诊：脉右寸滑。

【诊断原理】

1. 以常达变

正常表现：纳食正常，眠安，大小便正常，说明病位浅，对脏腑的影响轻微，是正常表现。

异常情况：患者咽痒则咳、干咳、有痰不出、咽干、流涕、咽微红、舌边尖红、苔微黄、右脉寸滑，为肺部疾患的异常情况。

病名：病史长，以干咳为主症，伴咽痒则咳，咽干，流涕少，中医属于咳嗽范畴，中医病名是慢性咳嗽。

2. 司外揣内

主诉干咳 2 个月，是肺气不利的表现，主要表现为干咳，咽痒则咳，咽干，流涕少。依据藏象理论，病位在肺。

3. 审症求因

干咳 2 个月余，咽痒则咳，咽干，为肺阴不足之象；自感有痰不出，为燥痰性质，为阴虚肺燥所致；流涕为外感之象；滑脉主痰饮、食滞、实热，右寸脉滑，结合舌边尖红、咽微红、苔微黄，为上焦有热之象，结合自感有痰不出为痰饮之象。综合分析，病因是肺热、阴虚、燥痰、外感。

【病因理论】

1. 问诊求因

有感冒病史，与外邪有关，结合发病季节为 1 月，属风寒偏多季节。通过问诊获得的病因是外感，多与风寒邪气有关。

2. 审症求因

审症获得病因是肺热、阴虚、燥痰、外感。

【病机理论】

从病因看有明显的外感、内伤因素。从发病过程看，冬季不慎感受外邪，邪气侵入人体，正邪相争，出现余邪未净的情况，肺失清肃，咳嗽不止，久咳耗伤肺阴，肺阴不足，肺失滋润，清肃失司，属内伤咳嗽；流涕少为外感所致，外邪袭肺也可致咳，属新感咳嗽；最初感冒，余邪不尽犯肺，肺失宣肃，而致肺气上逆，咳嗽日久则耗气伤阴，成为内伤咳嗽，肺虚卫外不固，更易感受外邪，侵袭肺脏而致咳嗽加重，外感、内伤互为因果，其中久咳阴虚肺燥，炼液成痰，燥痰郁肺也可致咳。

气逆于上，故见干咳，阴虚内生，炼津为痰，属燥痰性质，故有痰不易咳出；肺阴亏虚，咽喉失润，出现肺燥证，故见口干、咽燥、咽痒；流涕少为外感之象；舌边尖红、咽微红、苔微黄、右寸脉滑，为上焦有热之象；综合以上分析，病位在肺，属邪实正虚，表里同病，里证偏重，病机是内有肺热阴伤兼痰，外有邪气侵袭。

【辨证方法】

依据八纲辨证理论为表里同病，表实热证，里虚实夹杂证，属于温病、内伤杂病的范畴；进一步使用卫气营血辨证和三焦辨证，依据卫气营血辨证理论为卫气同病，依据三焦辨证理论为上焦证；最后依据脏腑辨证理论为肺阴不足、燥痰阻肺、风热袭肺证。

1. 八纲辨证辨为表里同病，表实热证，里虚实夹杂证依据

辨表实热证：干咳伴流涕，舌边尖红，右寸脉滑，符合表热证特点；发病与外感有关，表不虚，符合实证特点。

辨里虚实夹杂证：病史长，以肺脏的症状为主要表现，为里证；干咳，咽痒则咳，痰少，咽干，苔微黄，符合内燥证特点，为阴虚内燥，兼燥痰，阴虚内热属虚证，燥痰属实证，属里虚实夹杂证。

2. 卫气营血辨证辨为卫气同病的依据

与八纲辨证依据相同。

3. 三焦辨证辨为上焦证的依据

辨上焦证：干咳，咽痒，咽干，流涕，舌边尖红，脉右寸滑，病位在肺，属上焦。

4. 脏腑辨证辨为肺阴不足、燥痰阻肺、风热袭肺证的依据

辨肺阴不足证：患者以长期干咳为主症，伴口干、咽燥、咽痒，为肺阴虚的表现。

辨燥痰阻肺证：干咳少痰、有痰不易咳出，符合燥痰特征。

辨风热袭肺证：咳嗽伴流涕少，舌边尖红、咽微红、苔微黄、右寸脉滑，符合风热犯肺的辨证要点。

综观症、舌、脉表现，病位在肺、咽喉，属表实热证，里虚实夹杂证。以里证为主，表证为辅，为本虚标实，阴虚为本，燥痰、外感为标，证名是阴虚肺燥，燥痰郁肺，兼外感证。

【治疗理论】

以"扶正祛邪""治标与治本""调理脏腑"为总则，属表实热证，

里虚实夹杂证，以里证为主，表证为辅，为本虚标实。本着"标本兼治""热者寒之""燥者润之""实则泻之""其在皮者，汗而发之""顺应脏腑生理特性"的原则，调理肺脏，以治里为主，兼治表，故八法中采用清法、补法、汗法、消法四法，具体治法是滋阴润燥，化痰利咽，兼宣肺利窍。

【中药理论】

病案的处方应体现治法，即滋阴润燥，化痰利咽，兼宣肺利窍。依据药性理论选取中药：四气应选用寒凉之性以清热；五味选用辛、苦、甘三味，其中辛以发散解表、苦能泄、甘能补；药物归经以肺经为主；药选植物药质地较轻，引药直达上焦以祛邪，药选沉降以降肺。

【方药分析】

1. 处方资料

炙麻黄 3 克，射干 10 克，桔梗 6 克，黄芩 10 克，炒栀子 10 克，炙桑白皮 10 克，玄参 15 克，麦冬 15 克，海蛤壳^{先煎}10 克，青黛^{包煎}10 克，瓜蒌 10 克，西青果 6 克，儿茶 3 克，浙贝母 10 克，炙枇杷叶 10 克，旋覆花^{包煎}10 克，煅赭石^{先煎}15 克，炙甘草 6 克，7 剂，水煎服，日 2 次。

2. 方药的选取

患者属阴虚肺燥，燥痰郁肺，咽喉不利，兼外感之证，应以滋阴润燥、化痰利咽为主，兼宣肺利窍。方以清金化痰汤合沙参麦冬汤加减。

清金化痰汤出自《医学统旨》，由黄芩、山栀子、知母、桑白皮、瓜蒌仁、贝母、麦冬、橘红、茯苓、桔梗、甘草组成，具有清肺化痰的作用。

沙参麦冬汤出自《温病条辨》，主治燥伤肺胃阴分证。由沙参、玉竹、生甘草、冬桑叶、麦冬、生扁豆、天花粉组成，具有清养肺胃、生津润燥的作用。

二方宣肺、敛肺、降肺、化痰力量偏弱，故处方中加入相关药物。

3. 处方分析

麻黄、射干、桔梗同入肺经，辛苦相配，宣降肺气，利咽，其中桔梗能载药上行入肺，为引经药；射干、桑白皮、枇杷叶、栀子、黄芩、海蛤壳、瓜蒌、浙贝母、儿茶性寒入肺经，清泄肺热；玄参、麦冬滋阴润喉，配儿茶、西青果的收敛固涩之性加强利咽效果；青黛、桑白皮能泻肝火，防止患者内心紧张导致肝郁化火，引起木火刑金加重咳嗽症状；燥痰郁久成结，用浙贝母、瓜蒌、海蛤壳化痰散结，以利痰出；枇杷叶、旋覆花、煅赭石降气化痰止咳；桔梗、甘草能利咽排痰，其中炙甘草润肺止咳，调和药性。诸药配伍，外邪得去，咽喉得利，肺宣降正常，诸证自解。

【预防理论】

注意保护呼吸道，以防外邪侵入，刺激咽喉，诱发咳嗽。同时嘱咐患者放松心情，以免紧张情绪影响到肝，出现木火刑金，加重咳嗽。

【按语】

案例咳嗽是外感、内伤互为因果，还有燥痰、紧张情绪参与其中，治疗时需要调理肺脏，顺应肺的生理特点，针对肺与肝之间相克的关系，采取宣肺、清肺、润肺、敛肺、降肺、化痰散结的方法，并配以清肝，有佐金平木之意。

宣肺：炙麻黄、桔梗宣肺利窍。

降肺：射干、桑白皮、枇杷叶、旋覆花、赭石肃降肺气。

清肺：射干、桑白皮、枇杷叶、栀子、黄芩、海蛤壳、瓜蒌、浙贝母、儿茶。

润肺：麦冬、玄参、炙甘草。

敛肺：西青果、儿茶。

化痰散结：海蛤壳、瓜蒌、浙贝母。

清肝：青黛、桑白皮。

肺　痈

表轻里重、上焦肺证案例

【病情资料】

薛某，男，22岁，2011年4月27日初诊。

主诉：发热伴咳嗽 20 余天。

现病史：患者 20 天前晚上洗澡后，突然发热，体温最高 38.5℃，伴咳嗽，遂到某医院就诊，打退热针 1 支，并服用对乙酰氨基酚片，发热症状暂时缓解，第 2 天中午出现发热、寒战、咳嗽加剧，高烧 39.2℃。去某三甲医院急诊，胸片示左肺中叶有感染灶，西医确诊为肺炎，予输液治疗后体温有所下降，但仍低热，咳嗽有痰，胸痛并向左上肢沿肺经路线放射，4 月 20 日拍胸片示左侧肺部感染未吸收。昨日曾痰中带血 1 次，遂于今日来诊，希望中药治疗。

刻下症：低热，咳嗽，有痰，色黄白，量不多，晨起打喷嚏，遇冷则流涕，周身乏力，纳食不香，大便正常，小便黄，咽微红，舌尖红，苔淡黄腻，脉滑略数。

体格检查：体温 37.5℃，双肺呼吸音粗。

【诊断原则】

1. 整体审察

局部病状、全身情况、实验室检查：低热，咳嗽，有痰，色黄白，量不多，昨日曾痰中带血 1 次，晨起打喷嚏，遇冷则流涕，周身乏力，纳食不香，大便正常，小便黄，测体温 37.5℃，咽微红，双肺呼吸音粗，舌尖红，苔淡黄腻，脉弦滑略数，胸片示左肺中叶有感染灶。

疾病与性别、年龄、洗澡的相关情况：年轻男性，洗澡后突然发热，咳嗽，紧接着出现寒战，同时体温升高，咳嗽加剧，具有起病突然、发病迅速的特点。洗澡导致腠理疏松，外邪乘机侵袭。

2. 四诊合参

望诊：舌尖红，苔淡黄腻，咽微红，体温 37.5℃。

闻诊：咳嗽声高，咽中有痰声，双肺呼吸音粗。

问诊：发热，咳嗽，有痰，色黄白，量不多，晨起打喷嚏，遇冷则流涕，周身乏力，纳食不香，大便正常，小便黄。洗澡后引起，曾痰中带血 1 次。

切诊：脉弦滑略数。

【诊断原理】

1. 以常达变

正常表现：大便正常，咽微红，说明病位浅，对脏腑的影响轻微，是正常表现。

异常情况：年轻人气血充盛，滑脉是正常脉象，结合发热、咳嗽有痰、色黄白、痰中带血、小便黄，滑脉主实热、痰湿，也属于异常脉象。综合分析，低热，咳嗽，有痰，色黄白，痰中带血，打喷嚏，流涕，周身乏力，纳食不香，大便正常，小便黄，测体温 37.5℃，咽微红，双肺呼吸音粗，舌尖红，苔淡黄腻，脉弦滑略数，是异常情况。

病名：发病急骤，有感受外邪的病史，以高热伴咳嗽有痰为主症，胸片示左侧肺部感染，中医病名是肺痈。

2. 司外揣内

发热伴咳嗽 20 余天，是外感邪气、肺气不利的表现，主要表现为低热，咳嗽，有痰，色黄白，量不多，痰中带血，打喷嚏，遇冷则流涕。依据藏象理论，病位在肺，与肺有关。

3. 审症求因

发热伴咳嗽，结合高热、寒战为邪热在肺；邪热炼液成痰，痰热蕴结于肺，故咳嗽有痰，色黄白，量不多；热迫血妄行则痰中带血；外邪不解，肺窍不利则打喷嚏、流涕；正如《金匮要略·肺痿肺痈咳嗽上气病脉证治》"风伤皮毛，热伤血脉；风舍于肺，其人则咳，口干喘满，咽燥不渴，多唾浊沫，时时振寒。热之所过，血为之凝滞，蓄结痈脓，吐如米粥"的描述，肺痈与风邪、热邪壅肺有关。邪热易耗气，故周身乏力，纳食不香；小便黄、舌尖红、苔淡黄腻、脉滑略数为内热之象，综合分析病因是肺热、外邪、热痰。

【病因理论】

1. 问诊求因

主诉发热伴咳嗽。五脏六腑中肺叶娇嫩，不耐寒热，容易受到外邪的侵袭。洗澡时腠理一时疏松导致邪气乘势袭表，影响肺的肃降。患者通过问诊得到的病因是肺痈与洗澡时感邪有关。

2. 审症求因

审症获得病因是肺热，外邪，热痰。

【病机理论】

患者由于洗澡导致邪气袭表，进而化热入里，出现高热、寒战、咳嗽，应属卫气同病；经治低热、无寒战说明热邪已减，体内余热未除；邪热炼液成痰，痰热蕴结于肺，故咳嗽有痰，色黄白，量不多；热迫血妄行则痰中带血；肺窍不利则打喷嚏、流涕；热易耗气故周身乏力，纳食不香；小便黄、舌尖红、苔淡黄腻、脉滑略数为内热之象。综合以上分析，病位在肺，表里同病，属邪气实，病机是内有肺热痰蕴兼血，外有邪气袭肺。

【辨证方法】

依据八纲辨证理论为表轻里重、表里实热证，属于温病的范畴；进一步使用卫气营血辨证和三焦辨证，依据卫气营血辨证理论为卫气血分同病，气分证重，卫分、血分证轻，依据三焦辨证理论为上焦证；依据脏腑辨证理论为肺热痰蕴兼血，兼有邪气袭肺证。

1. 八纲辨证辨为表轻里重、表里实热证的依据

辨表里实热证： 打喷嚏、流涕、舌尖红，为表实热证的表现；发热、咳嗽有痰、色黄白、痰中带血、小便黄、苔淡黄腻、脉滑略数，为里实热证的表现。

辨表轻里重证： 患者咳嗽、有痰、色黄白、痰中带血、周身乏力、纳食不香、小便黄、双肺呼吸音粗、苔淡黄腻、脉弦滑略数是里证，打喷嚏、流涕、咽微红、舌尖红是邪气在表之象，综合分析里证重于表证。

2. 卫气营血辨证辨为卫气血分同病，气分证重，卫分证、血分证轻的依据

辨卫分证： 发热、咳嗽、打喷嚏、流涕、舌尖红，符合卫分证表现。

辨气分证： 发热、咳嗽有痰、色黄白、周身乏力、纳食不香、小便黄、苔淡黄腻、脉滑略数，符合气分证表现。

辨血分证： 痰中带血 1 次，有热迫血妄行的趋势，符合血分证表现。综合分析，具有气分证重，卫分证、血分证轻的特点。

3. 三焦辨证辨为上焦证的依据

辨上焦证： 咳嗽、有痰、痰中带血、双肺呼吸音粗，病位在肺。

4. 脏腑辨证辨为肺热痰蕴兼血、兼有邪气袭肺证的依据

辨痰热蕴肺证： 以发热、咳嗽为主症，伴小便黄、舌尖红、苔淡黄、

脉滑略数，为肺热证；咳嗽有痰、色黄白、苔黄腻、脉滑略数为肺有热痰之象。

辨肺血证：痰中带血为热迫血妄行之象。

辨邪气袭肺证：打喷嚏、流涕为邪气侵袭、肺窍不利的表现。

综合分析，痰热蕴肺证重，肺血证、邪气袭肺证轻。

综观症、舌、脉表现，病位在肺，属表里实热证，里重表轻，证名是上焦肺证。

【治疗理论】

以"扶正祛邪""调理脏腑"为总则，属表里实热证，里重表轻，本着"热者寒之""实则泻之""其在皮者，汗而发之""顺应脏腑生理特性"的原则，调理肺脏，以治里为主，兼治表，八法中采用清法、消法、汗法三法，具体治法为清泄肺热、清热排痰，兼宣肺透邪、凉血止血。

【中药理论】

病案的处方应体现治法，即清泄肺热、清热排痰，兼宣肺透邪、凉血止血。依据药性理论选取中药：四气应选用寒凉之性以清热；五味选用辛、苦二味，其中辛以发散透邪，苦能泄、能燥；药物归经以肺经为主；药选植物药质地较轻，引药直达肺以宣肺祛邪，药选沉降以降肺气。

【方药分析】

1. 处方资料

桑叶 10 克，杏仁 10 克，桔梗 10 克，生甘草 6 克，黄芩 10 克，知母 10 克，生石膏^{先煎}20 克，鱼腥草 30 克，芦根 15 克，桃仁 10 克，冬瓜仁 15 克，生薏苡仁 10 克，瓜蒌 20 克，枇杷叶 10 克，紫苏子 10 克，葶苈子^{包煎}10 克，辛夷^{包煎}6 克，菊花 6 克，白茅根 15 克，荷叶炭 10 克，7 剂，水煎服，日 2 次。

2. 方药的选取

患者属卫气血同病，以气分证为主，卫分证、血分证为轻，属于内有肺热痰蕴兼血，外有邪气袭肺之证。因此以清泄肺热、清热排痰为主，宣肺透邪、凉血止血次之。此方以白虎汤、银翘散、千金苇茎汤、桔梗汤加减。

白虎汤出自《伤寒论》，主治气分热盛证，由石膏、知母、甘草、粳米组成，具有清热生津的作用。

银翘散出自《温病条辨》，主治温病初起，邪在卫分，由连翘、金银花、苦桔梗、薄荷、竹叶、生甘草、荆芥穗、淡豆豉、牛蒡子、鲜芦根组成，具有辛凉透表、清热解毒之功。

千金苇茎汤出自《外台秘要》，主治痰瘀互结、热毒壅滞之肺痈证，由苇茎、薏苡仁、桃仁、冬瓜仁组成，具有清肺化痰、逐瘀排脓的作用。

桔梗汤出自《伤寒论》，主治少阴客热咽痛证，以及肺痈证，由桔梗、甘草组成，具有清热解毒、消肿排脓的功效。

结合痰中带血之象，有热迫血妄行之证，故治疗时还需考虑凉血止血之品。

3. 处方分析

桑叶、杏仁同入肺经，能升能降，宣降肺气而止咳嗽；辛夷、菊花味辛入肺，宣通鼻窍；黄芩、知母、生石膏性寒入肺，清泄肺火解毒；芦根、桃仁、冬瓜仁、鱼腥草、生薏苡仁、桔梗、生甘草多入肺经，清热解毒排痰，由于热毒壅聚于肺，血败肉腐，成脓成痰，脓痰又可迫血妄行，导致痰中带血，故排痰有利于血止；瓜蒌、枇杷叶、紫苏子、葶苈子味苦，入肺，降气化痰；白茅根、荷叶炭性寒，凉血止血。全方药物偏性寒，入肺，但有味辛、偏温的药物，使清肺之中又有宣透之意，不至于太过凉遏，影响邪气的清除，共同达到清泄肺热、清热排痰，兼以宣肺透邪、凉血止血之功，使肺脏的功能恢复正常。

【预防理论】

患者洗澡时注意水温不可太凉，以免正气暂时性不足招致外邪袭肺，发为咳嗽。

【按语】

1. 肺痈恢复期的治疗

肺痈西医称为肺炎，按解剖分类，分为小叶性肺炎、大叶性肺炎、间质性肺炎。患者属大叶性肺炎，病灶大，但局限一部分，肺部病变呈大片状，肺其他叶可代偿，临床呼吸困难轻，处于恢复期，中医学认为属邪实，应以祛邪为先。从发病情况来看，发病季节属于春天，春季多风热，由洗澡引发，水为阴邪，最初可能与寒邪有关。但患者年轻，邪气入体，如果是寒邪可能发生从寒化热的情况，随即表现出温病的性质，且肺为病变的中心，与叶天士《外感温热论》"温邪上受，首先犯肺"理论不谋而合。患者从最初的卫气同病，最终演变成卫气血同病，符合新感温病邪气由表入里、由浅入深的过程。在治疗时本着叶氏"在卫汗之可也，到气才可清气……入血就恐耗血动血，直须凉血散血"的原则，在卫采用宣肺透邪之法，在气采用清泄肺热、清热排痰之法，在血采用凉血止血之法而选药治疗。

2. 案例中出现高热、寒战与火有关

病机十九条中有"诸禁鼓栗，如丧神守，皆属于火"。患者洗澡时腠理一时疏松导致邪气乘势袭表，邪正相争，卫气郁闭，邪无出路。患者年轻阳气足，邪气郁闭发生从化，导致体内邪热壅盛，出现高热不退，邪热炽盛。里热难以外达，阳郁不伸，出现真热假寒，有寒战的假象。本案属于表邪传里、里热炽盛的外感热病的急期。高热、寒战的病因多与火邪有关。

厌 食

积滞内停、木土不和证案例

【病情资料】

张某，女，37岁，2011年1月15日初诊。

主诉：厌食20天。

现病史：平素食欲尚可，1个月前每天吃肉较多，然后食欲大减。

刻下症：不欲饮食，尤其厌恶油腻食物，闻之欲呕，偶有胸闷，睡眠不佳，易惊醒，大便通畅，小便正常，舌暗红，苔淡黄腻，脉弦滑。

既往史：高血压，服降压药不规律，平素性情急躁。

体格检查：血压165/80mmHg。

【诊断原则】

1. 整体审察

局部病状、全身情况：不欲饮食，尤其厌恶油腻食物，闻之欲呕，偶有胸闷，睡眠不佳，易惊醒，大便通畅，小便正常，舌暗红，苔淡黄腻，脉弦滑，有高血压病史，血压165/80mmHg，服降压药不规律。

疾病与性别、年龄、性格、饮食的相关情况：年轻女性，平素性情急躁，近期吃肉较多。

2. 四诊合参

望诊：舌暗红，苔淡黄腻，血压165/80mmHg。

闻诊：无。

问诊：1个月前吃肉较多引起食欲减退，厌油腻物，闻之欲呕，偶有胸闷，睡眠不佳，易惊醒，大便通畅，小便正常，既往有高血压病史，平素急躁易怒。

切诊：脉弦滑。

【诊断原理】

1. 以常达变

正常表现：大便通畅，小便正常，说明肠腑通畅，是正常表现。

异常情况：患者年轻气血充盛，滑脉是正常脉象，结合吃肉易导致肉食积滞，舌苔淡黄腻，为湿热之象，滑脉主痰湿、食积、实热，也属于异常脉象。综合分析，不欲饮食，尤其厌恶油腻食物，闻之欲呕，偶有胸闷，睡眠不佳，易惊醒，舌暗红，苔淡黄腻，脉弦滑，是脾胃疾病的异常情况。

病名：有吃肉较多、饮食不节史，以不欲饮食、厌恶油腻食物、闻之欲呕为主症，中医病名是厌食。

2. 司外揣内

患者厌食20天，是胃不能受纳与腐熟水谷的表现，主要表现为不欲饮食，尤其是厌恶油腻食物，闻之欲呕。急躁易怒伤肝，吃肉较多脾胃失于腐熟运化，积滞内停。依据藏象理论，病位在胃，与肝脾有关。

3. 审症求因

主诉厌食20天，结合厌恶油腻食物，闻之欲呕，偶有胸闷，苔淡黄腻，与湿热在胃、胃气不降有关；胃不和则卧不安，胃气不降，神魂不安，出现睡眠不佳，易惊醒；舌暗红为气血壅滞之象，苔淡黄腻为湿热之象，脉滑主痰湿、食积、实热，脉弦主肝胆病、疼痛、痰饮、胃气衰败等。综合分析，厌食的病因是痰湿、食积、实热等实邪。

【病因理论】

1. 问诊求因

厌食20天，结合吃肉较多，与饮食不节、肉食积滞有关；结合平素急躁易怒，与化火伤肝有关。通过问诊得到的病因是肉食积滞、肝火。

2. 审症求因

通过审症得到的病因是痰湿、食积、实热。

【病机理论】

患者肉食积滞，使得中焦气机壅滞，进而影响肝之疏泄功能，即"土壅木郁"，加之患者平素急躁易怒，郁怒伤肝，加重肝气不舒，造成肝胃不和之证。肉食积滞，影响胃的受纳腐熟和脾的运化功能，故食欲大减，尤其是厌恶油腻食物，闻之欲呕；积滞内停使得中焦气机壅滞，进而影响肝之疏泄功能，患者平素急躁易怒导致肝郁气滞，肝胆相表里，诚如《类经·藏象类》所说："胆附于肝，相为表里，肝气虽强，非胆不断，肝胆相济，勇敢乃成。"肝郁不舒则胆气不和，容易出现惊吓、恐惧之象，由于饮食积滞造成患者睡眠不佳、易惊醒的症状，俗称"胃不和则卧不安"。积滞内停，影响脾运化水谷和水湿，使得食物和湿浊内聚中焦，故苔淡黄腻；气郁、食积、湿浊在体内久则可以化热，故苔淡黄、脉滑；舌暗红、脉弦为肝气郁结之象。综合分析，病位在胃，与肝关系密切，属实证，病机为积滞内停、肝胃不和。

【辨证方法】

依据八纲辨证理论为里实证，属于内伤杂病的范畴，进一步使用脏腑辨证理论为积滞内停、肝胆气滞之证。

1. 八纲辨证辨为里实证依据

辨里证：无新起恶寒发热并见、无寒热往来表现，病位在胃，脾胃、肝胆的症状表现突出，符合里证特点。

辨实证：不欲饮食、尤其厌恶油腻食物、闻之欲呕，以胃腑症状为主要表现，伴胸闷、舌暗红、苔淡黄腻、脉弦滑，符合实证特点。

从大便通畅、小便正常、舌暗红、苔淡黄腻的情况看，寒证与热证均不明显，属里实证。

2. 脏腑辨证辨为积滞内停、肝胆气滞证的依据

辨积滞内停证：患者以厌食为主症，有饮食不节史，不欲饮食，尤其是厌恶油腻食物、闻之欲呕、苔腻，符合积滞内停的辨证要点。

辨肝胆气滞证：平素急躁易怒，偶有胸闷、睡眠不佳、易惊醒、舌暗

红、苔淡黄、脉弦滑，为肝郁气滞、胆郁不舒的表现。

综观症、舌、脉表现，病位在胃，与肝关系密切，病变涉及胆、脾，属里实证、土木不和证，证名是积滞内停、肝胃不和。

【治疗理论】

以"扶正祛邪""调理脏腑"为总则，属里实证、肝胃不和证，本着"实则泻之""顺应肝、胃、脾的生理特性""抑木扶土"原则，八法中采用和法、消法二法，具体治法为消食导滞，疏肝和胃。

【中药理论】

病案的处方应体现治法，即消食导滞，疏肝和胃。依据药性理论选取中药：四气选择寒热偏性不大之药，因为苔淡黄，说明有微热，总方维持平性偏凉即可；五味选用辛、苦二味，其中辛以行气、芳香醒脾，苦能泄，与辛相配可辛开苦降，使脾升胃降，从而使脾胃功能恢复正常；药物归经应以脾胃经为主，肝经为辅；药物选用升浮之品可疏肝、理脾，药物选用沉降之品可使胃气和降，食物消化，并可助饮食积滞从大便排出。

【方药分析】

1. 处方资料

炙香附 10 克，郁金 10 克，黄芩 10 克，黄连 6 克，法半夏 9 克，旋覆花^{包煎}10 克，煅赭石^{先煎}15 克，广藿香 10 克，茯苓 15 克，砂仁^{后下}6 克，荷叶 10 克，焦山楂 10 克，炒谷芽 10 克、炒麦芽 10 克，生槟榔 10 克，7 剂，水煎服，日 2 次。

2. 方药的选取

患者属标实，证属积滞内停、肝胃不和，因此以消食导滞、疏肝和胃为法。方以越鞠保和丸加减。此方出自《古今医鉴》，由越鞠丸与保和丸加减合成，组成如下：香附、苍术、川芎、炒神曲、陈皮、半夏、茯苓、枳实、黄连、当归、炒栀子、连翘、木香、炒莱菔子、山楂、白术，主治气食郁滞所致纳呆食少，与患者积滞内停、肝胃不和之证基本相同。由于患者以实证为主，减去补益药物；中焦气滞不甚，胀满不显，减少行气药物；脾胃呆滞，加重芳香醒脾药物。

3. 处方分析

焦山楂、炒谷芽、炒麦芽、生槟榔消食导滞，其中槟榔味苦、辛，辛散苦泄，入胃肠经，善行胃肠之气，消积导滞，兼能缓泻通便，焦山楂尤为消化油腻肉食积滞之要药；香附性平，辛香行散，味苦疏泄，主入肝经，善理肝气之郁结，为疏肝解郁之要药，香附味辛能行，入脾经，有行气宽中之功，郁金性寒，辛散解郁，苦寒清泄，入肝胆经，能疏肝利胆，二药合用疏肝解郁，针对肝郁气滞之证，兼可利胆以助睡眠，行气以理脾调中；法半夏、黄芩、黄连辛开苦降和中；广藿香、砂仁、荷叶性温，味辛，入脾经能醒脾化湿，开胃和中；茯苓性平，味淡，能淡渗利湿，健脾安神，可助健脾祛湿，有利于睡眠；槟榔、砂仁、法半夏、旋覆花、赭石行气降逆；诸药配伍以达到消食导滞、疏肝和胃的目的。

【预防理论】

患者急躁易怒，平素须保持情绪稳定，减少肝郁，以防木郁乘土、肝胃不和证的出现。患者需要规律服用降压药，保持血压平稳，防止心脑血管疾病的发生。

【按语】

病案中采用和法的"和"与和胃的"和"不同。和法的"和"是指通过和解或调和的方法，使半表半里之邪，或脏腑、阴阳、表里失和之证得以解除的一种治法。本病案是脏腑失和，即木（肝）土（脾胃）失和，以肝胃失和为主，需要恢复脏腑正常生理功能，恢复木与土之间的和谐，采取抑木扶土的方法就是和法；和胃的"和"是治疗胃气不和的方法，胃气不和则升降功能失常，症见胃脘胀闷、嗳气吞酸、呃逆、恶心、厌食等，具体治法要降胃气，恢复胃以降为顺的生理特性。病案中和法的"和"涉及范围广，包括肝、脾、胃；和胃的"和"只涉及胃。

胃　痛

中焦虚寒、肝胃不和证案例

【病情资料】

吕某，女，52岁，2018年12月20日初诊。

主诉：胃痛 10 年。

现病史：10 年前因饮食不慎出现胃痛，痛时服治疗胃痛的西药，服药不规律。

刻下症：胃痛，胃胀，酸水上泛，怕冷食，用暖水袋焐则舒，易打嗝，膝盖以下发凉，腿发沉，喜太息，多梦，情绪不好，起急，烘热，时有出汗，二便正常，舌有齿痕，舌质淡红，苔淡黄腻，脉沉弦细。

【诊断原则】

1. 整体审察

局部病状、全身情况：胃痛，胃胀，酸水上泛，怕冷食，用暖水袋焐则舒，易打嗝，膝盖以下发凉，腿发沉，喜太息，多梦，烘热，时有出汗，二便正常，舌有齿痕，舌淡红，苔淡黄腻，脉沉弦细。

疾病与性别、年龄、饮食、情绪的相关情况：中老年女性，脏腑功能渐衰，饮食不慎引起胃痛，情绪不好，起急。

2. 四诊合参

望诊：出汗，舌有齿痕，舌质淡红，苔淡黄腻。

闻诊：无。

问诊：10 年前因饮食不慎出现胃痛，痛时服治疗胃痛的西药，服药不规律。刻下胃痛，胃胀，酸水上泛，怕冷食，用暖水袋焐则舒，易打嗝，膝盖以下发凉，腿发沉，喜太息，多梦，情绪不好，起急，烘热，时有出汗，二便正常。

切诊：脉沉弦细。

【诊断原理】

1. 以常达变

正常表现：舌淡红，二便正常，说明脏腑无热，肠腑通畅，气血不亏，是正常表现。

异常情况：年老脉弦属于生理性退化，弦脉是正常脉象，结合喜太息，多梦，情绪不好，弦脉主肝病，也属于异常脉象；女性脉形较男性细小，属正常生理变异，细脉是正常脉象，结合胃痛、胃胀、怕冷食，用暖水袋焐则舒，膝盖以下发凉，烘热，时有出汗，为阳气不足，虚热内扰之象，细脉主虚证，也属于异常脉象。综合分析，胃痛、胃胀、酸水上泛、怕冷食，用暖水袋焐则舒，易打嗝，膝盖以下发凉、腿发沉，喜太息，多梦，烘热，时有汗出，舌有齿痕，苔淡黄腻，脉沉弦细，是异常情况。

病名：以胃痛为主症，有反复发作病史，发病前多有明显的诱因，伴胃胀、打嗝，中医病名是胃痛。

2. 司外揣内

患者主要表现为胃痛、胃胀、酸水上泛、怕冷食、易打嗝，与胃有关。膝盖以下发凉、腿发沉、烘热、时有汗出，与肾阴阳失调有关；喜太息属气滞，与肝有关。依据藏象理论，病位在胃，与肝肾有关。

3. 审症求因

患者胃痛10年，结合怕冷食，与胃阳不足有关；结合喜太息，与肝郁气滞有关；结合膝盖以下发凉、腿发沉、烘热、时有汗出，与肝肾不足、阴阳紊乱有关；《类经·藏象类》："魂之为言，如梦寐恍惚，变幻游行之境，皆是也。"结合多梦，与肝阴不足、血不养魂有关。综合分析病因是胃阳不足、肝郁气滞、肝肾不足、阴阳失调。

【病因理论】

1. 问诊求因

患者胃痛10年，脾胃功能已弱，兼之中老年女性脏腑功能渐衰，肝肾不足，脾胃也虚；肝郁化火则情绪不好，起急，肝失疏泄，气机不畅，又有饮食不慎，加重气滞胃弱，引起胃痛，问诊获得病因，有胃痛病史、年龄大、情绪不好、饮食不慎导致气滞胃弱。

2. 审症求因

通过审症获得的病因是胃阳不足、肝郁气滞、肝肾不足、阴阳失调。

【病机理论】

患者饮食不慎，损伤脾胃，胃气壅滞，致胃失和降，不通则痛，结合胃痛、怕冷食，用暖水袋焐则舒，为中焦虚寒、寒凝气滞之象；中焦气机壅滞，进而影响肝之疏泄功能，导致肝郁气滞，加之患者平素急躁易怒，郁怒伤肝，年过五旬脏腑功能低下，结合膝盖以下发凉、腿发沉、烘热、多梦、时有出汗，为肝肾不足之象，这些加重了肝气不舒，造成肝胃不和之证；舌淡红、有齿痕属气虚之象，苔淡黄腻为湿热内蕴，脉弦为肝郁气滞之象。综合分析，病位在胃，病变与肝关系密切，涉及肾，属虚实夹杂，寒热混杂，病机是中焦虚寒、寒凝气滞、肝胃不和、肝肾不足。

【辨证方法】

依据八纲辨证理论为里证、虚实寒热混杂证，属于内伤杂病的范畴，进一步使用脏腑辨证理论，为中焦虚寒、肝胃不和、肝肾两虚，兼湿热内停证。

1. 八纲辨证辨为里证、虚实寒热混杂证的依据

辨里证：患者无恶寒发热并见的表证、无寒热往来的半表半里证，病位在胃，胃腑、肝脏、肾脏的症状表现突出，符合里证特点。

辨虚实寒热混杂证：膝盖以下发凉、腿发沉、烘热、多梦、时有汗出为阴阳失调，是寒热错杂证。胃胀、打嗝属气滞气逆，为实证；胃痛、怕冷食、用暖水袋焐则舒是胃阳不足，为虚证，此为虚实混杂证。

2. 脏腑辨证辨为中焦虚寒、肝胃不和、肝肾两虚兼湿热内停证的依据

辨中焦虚寒证：患者以胃痛为主症，伴怕冷食、用暖水袋焐则舒、舌淡红有齿痕、脉弦，为中焦虚寒、寒凝气滞之象。

辨肝胃不和证：平素情绪不好、容易起急，伴胃胀、打嗝、酸水上泛、舌淡红有齿痕、脉弦，为肝胃不和之象。

辨肝肾两虚证：膝盖以下发凉、腿发沉、烘热、多梦、时有出汗、脉弦，为肝肾不足、阴阳失调之象。

苔淡黄腻为湿热内蕴之象。

综观症、舌、脉表现，病位在胃，病变与肝关系密切，涉及肾，患者属虚实夹杂、寒热错杂之证，既有中阳不足、肝肾两亏，又有肝郁气滞、寒凝与湿热，证名是中焦虚寒、肝胃不和、肝肾两虚证。

【治疗理论】

以"扶正祛邪""调理脏腑"为总则，属虚实夹杂，寒热错杂，为中焦虚寒、肝胃不和、肝肾两虚证，本着"热者寒之""寒者热之""虚则补之""实则泻之""顺应肝、胃、肾的生理特性""抑木扶土""肝肾同治"的原则，八法中采用温法、和法、补法、消法、清法五法，其中以温

法、和法为主，补法、消法为辅，清法更次之，具体治法为温中散寒，疏肝和胃，补益肝肾。

【中药理论】

病案的处方应体现治法，即温中散寒，疏肝和胃，补益肝肾。依据药性理论选取中药：四气应选性温祛寒，性凉清热；五味选用辛、苦、甘味，其中辛开苦降使脾升胃降，恢复脾胃正常功能，甘能补益；药物归经应以脾胃经为主，肝肾经为辅；药物选用升浮之品可疏肝、理脾，药物选用沉降之品可使胃气和降，肝肾得补。

【方药分析】

1. 处方资料

醋柴胡 10 克，佛手 10 克，黄芩 10 克，川黄连 6 克，法半夏 10 克，炒白芍 10 克，吴茱萸 5 克，高良姜 10 克，砂仁^{后下}6 克，煅瓦楞子^{先煎}20 克，海螵蛸 10 克，川续断 10 克，牛膝 10 克，女贞子 10 克，枸杞子 10 克，炒酸枣仁 10 克，合欢皮 15 克，14 剂，水煎服，日 2 次。

2. 方药的选取

患者属虚实夹杂，寒热错杂，为中焦虚寒、肝胃不和、肝肾不足之证，治疗以温中散寒、疏肝和胃、补益肝肾为法。方用柴胡疏肝散、吴茱萸汤、半夏泻心汤加减。

柴胡疏肝散出自《证治准绳》，主治肝气郁滞证，由陈皮、柴胡、川芎、枳壳、白芍、甘草、香附组成，具有疏肝解郁、行气止痛之功。处方选用柴胡、白芍以疏肝解郁。

吴茱萸汤出自《伤寒论》，主治胃寒呕吐、肝寒上逆、肾寒上逆证，由吴茱萸、人参、生姜、大枣组成，具有温中补虚、降逆止呕之功。处方选用吴茱萸以温中散寒降逆，疏肝止痛止酸。

半夏泻心汤出自《伤寒论》，主治寒热互结之痞证，由半夏、黄芩、干姜、人参、黄连、大枣、甘草组成，具有寒热平调、散结除痞之功。处方选用半夏、黄芩、黄连以辛开苦降，降逆散结。

本病案胃痛以肝胃不和为主，减去补益中焦之品，加重温散之力，以防人参、甘草补而壅滞，不利于中焦气机调畅，加重胃痛。

3. 处方分析

吴茱萸、高良姜、砂仁三药性味辛热，入脾胃经，能温中散寒，行气止痛；醋柴胡、佛手、吴茱萸味辛，归肝经，能疏肝理气；法半夏、黄芩、川黄连归脾、胃经，其中法半夏性温散寒，味辛能开，黄芩、川黄连性寒能治热，味苦能降泄，使三药在中焦辛开苦降，寒热平调，促进气机通利，达到通则不痛的目的；煅瓦楞子、海螵蛸归脾、胃经，能制酸止痛，同时煅瓦楞子味咸能软坚散结，归肝经有利于疏肝；白芍、川续断、牛膝、女贞子、枸杞子味甘，归肝经，能补益肝肾，使肝阴血得补而不郁，有利于疏肝解郁；炒酸枣仁、合欢皮味甘能补益，归肝、心经，能解郁安神以利睡眠。诸药配伍，使中阳得温，肝胃得调，肝肾得补，胃痛的症状自然消除。其中法半夏、吴茱萸均有毒，用药时根据患者实际情况斟酌用量，病案中患者胃痛与气机升降失常有关，法半夏能升能降，消痞散结，降逆止呕，有利于胃中气机升降恢复正常，药量用 10 克；吴茱萸辛散苦泄，性热祛寒，归脾、胃经能降逆止呕，散寒止痛，归肝经能疏肝解郁，兼能制酸止痛，增强温中散寒、疏肝解郁之功，药量用 5 克。

【预防理论】

患者胃痛发病，与饮食不慎、情绪有关，应做到少荤多素，遇事不怒，规律饮食，以清淡易消化的食物为宜，避免冷食，保持情绪平稳，自然气机调畅，胃病得养，胃气通降则不痛。

【按语】

我们在课堂上学习的病案症状简单且典型，但临床实际有时却较复杂，此患者胃痛 10 年，从临床表现看胃痛不甚，痛势缓，是中焦虚寒、肝胃不和证，由于年龄偏大，又有肝肾不足的临床症状，治疗时在温中散寒、疏肝和胃的同时，须考虑补益肝肾。但如果患者胃痛剧烈，就应以止痛为先，补法暂时不用。

胃 痞

脾胃气虚、肝胃不和证案例

【病情资料】

安某，女，51岁，2021年4月21日初诊。

主诉：胃脘胀满半年。

现病史：患者去年12月份由于饮食不慎导致严重吐泻1次，今年1月份又出现恶心呕吐，腹泻，经治疗后现不敢饮食，食后有饱胀感，胃不痛，卧则口水多，胸闷，体重减轻10公斤。

刻下症：胃脘胀满，饮食少，1天只能喝少许粥，食后胃脘部饱胀感更甚，打嗝后则舒，胸闷，有黑眼圈，睡眠尚可，面部烘热，汗出，大便少，3日1行，小便正常，舌尖红，有齿痕，寸脉滑，右关脉弦，左关脉细。

实验室检查：双肾囊肿，肾结石，食管裂孔疝，右肺下叶小型肺大疱。

既往史：慢性胃炎，40岁巧克力囊肿术后绝经，遂出现面部烘热、汗出的症状。

【诊断原则】

1. 整体审察

局部病状、全身情况、实验室检查：上吐下泻后不敢饮食，食后有饱胀感，胃不痛，卧则口水多，胸闷，体重减轻10公斤，现胃脘胀满，饮食少，1天只能喝少许粥，食后胃脘部饱胀感更甚，打嗝后则舒，胸憋，黑眼圈，面部烘热，汗出，睡眠尚可，大便少，3日1行，小便正常，舌尖红，有齿痕，寸脉滑，右关脉弦，左关脉细，实验室检查示双肾囊肿、肾结石、食管裂孔疝、右肺下叶小型肺大疱。

疾病与性别、年龄、饮食、病史、手术史的相关情况：中老年女性，饮食不慎致上吐下泻后不敢饮食，食后有饱胀感，有食管裂孔疝、慢性胃炎病史，40 岁妇科手术后绝经，出现面部烘热、汗出的症状。

2. 四诊合参

望诊：黑眼圈，舌尖红，有齿痕，实验室检查示双肾囊肿、肾结石、食管裂孔疝、右肺下叶小型肺大疱。

闻诊：无。

问诊：阵发性汗出，面部烘热，胃脘胀满，饮食少，食后胀甚，打嗝后则舒，胸闷，睡眠尚可，大便少，3 日 1 行，小便正常，既往有慢性胃炎病史，40 岁时绝经，此次发病因 2 次吐泻引起，体重已减轻 10 公斤。

切诊：寸脉滑，右关脉弦，左关脉细。

【诊断原理】

1. 以常达变

正常表现：胃脘不痛，睡眠尚可，小便正常，说明胃脘阻滞不甚，未影响睡眠和小便，是正常表现。

异常情况：春季脉弦，加之年老生理性退化，脉弦是正常脉象，结合患者有妇科手术后绝经史和面部烘热、汗出的临床表现，弦脉主肝阴血不足，也属于异常脉象。综合分析，胃脘胀满，饮食少，1 天只能喝少许粥，食后胃脘部饱胀感更甚，打嗝后则舒，胸闷，黑眼圈，面部烘热，汗出，大便少，3 日 1 行，舌尖红，有齿痕，寸脉滑，右关脉弦，左关脉细，是异常情况。

病名：病程长，以胃脘胀满为主症，伴饮食少，食后饱胀感加重，打嗝后则舒，与《伤寒论》"心下痞，按之濡"描述相符，依据中医诊断学，脘在胃中，偏胃的上部，与心下相邻，心下、脘部、胃部三部位从上至下的顺序分别是心下、脘部、胃部，三部位范围小，很局限，气机不畅常"心下痞""脘痞""胃痞"混称。依据中医内科学，以自觉心下痞塞，触之无形、按之柔软、压之无痛为主要症状的病证，中医属于"胃痞""痞满"范畴，中医病名是胃痞。

2. 司外揣内

胃脘胀满，饮食少，食后胀甚，打嗝后则舒，与胃有关；黑眼圈，面部烘热，汗出，与肾阴阳失调有关。依据藏象理论，病位在胃脘，与肾有关。

3. 审症求因

与《伤寒论》"心下痞，按之濡"类似，为无形之邪结于心下产生，不敢吃饭，食后饱胀感，说明脾胃气虚；绝经，黑眼圈，面部烘热，汗出，说明肾阴不足；患者妇科手术后绝经，说明手术损伤精血，结合叶天士《临证指南医案》所说"女子以肝为先天"，说明手术能引起肝阴血不足，综合分析病因是脾胃气虚、肝肾阴虚。

【病因理论】

1. 问诊求因

通过问诊可知，患者由于饮食不慎出现上吐下泻2次，然后出现胃脘胀满，结合食管裂孔疝、慢性胃炎病史说明平素脾胃虚弱，通过问诊获得的病因是饮食不慎、脾胃虚弱。

2. 审症求因

通过审症获得的病因是脾胃气虚、肝肾阴虚。

【病机理论】

患者有食管裂孔疝、慢性胃炎病史，平素脾胃虚弱，饮食稍有不慎，加重脾胃负担，造成上吐下泻进一步损伤脾胃，使脾胃更加虚弱，腐熟运化功能减弱，故出现胃脘胀满，饮食少，食后则甚；中焦气机壅滞，打嗝后气暂有出路，故打嗝则舒；饮食减少，糟粕自然减少，故大便少，3日1行；由于卵巢手术导致绝经前后诸症提前来临，肾有阴阳不足之象，表现为阴虚明显，故有黑眼圈，面部烘热，汗出。综合以上分析，结合主诉，病位在胃脘，病变与肝、脾关系密切，为土虚木乘，属脏腑不和，病机是脾胃气虚、肝胃不和。

【辨证方法】

依据八纲辨证理论为里证、虚实夹杂证，属于内伤杂病的范畴，进一步使用脏腑辨证理论为脾胃气虚、中焦气滞、胃气上逆、肝肾阴虚证。

1. 八纲辨证理论辨为里证、虚实夹杂证依据

辨里证：无恶寒发热并见的表证、无寒热往来的半表半里证，病位在胃脘，脾胃、肝脏的症状表现突出，符合里证特点。

辨虚实夹杂证：饮食减少、舌有齿痕，为脾胃气虚的表现，属虚证；胃脘胀满、食后胀甚、打嗝，为气滞、气逆的表现，属实证；胃部寒热表现不明显。

2. 脏腑辨证辨为脾胃气虚、中焦气滞、胃气上逆、肝肾阴虚证依据

辨脾胃气虚、中焦气滞、胃气上逆证：患者以胃脘胀满为主症，伴饮食少、食后胀甚、打嗝后则舒、体重减轻、舌有齿痕，兼之平素脾胃虚弱，是脾胃气虚导致中焦气滞、胃气上逆的表现。

辨肝肾不足证：黑眼圈、面部烘热、汗出、右关脉弦、左关脉细，为肝肾不足、阴虚内热的表现。

大便少，与饮食少有关；舌尖红、寸脉滑为上焦有热之象。

综观症、舌、脉表现，病位在胃脘，涉及肝、脾，属虚实夹杂，本虚标实，标急本缓，证名是脾胃气虚，中焦气滞，肝胃不和。

【治疗理论】

以"治标与治本""调理脏腑"为总则，属虚实夹杂证，本虚标实，本着"急则治标""实则泻之""顺应肝胃的生理特性""抑木扶土"的原则，患者以胃脘胀满为主诉，气机不畅突显，故以调畅气机为先，虽有脾胃气虚、肝肾不足之证，不可妄行补益，以免因使用补药壅滞，导致气机不畅，加重胃脘胀满，经治疗后气机不畅证减缓，患者胃痞消除后，可适当加入补益脾胃、补益肝肾的药物，故以调畅气机、调和肝胃为先，八法中采用消法、和法二法，具体治法为辛开苦降，疏肝和胃。

【中药理论】

病案的处方应体现治法，即辛开苦降，疏肝和胃。依据药性理论选取中药：四气应选平性；五味选用辛、苦、甘、酸，其中辛开苦降使脾升胃降，恢复脾胃的正常功能，甘能和中缓急，调和药性，酸能入肝；药物归经选归胃、肝、脾经；升浮之品可疏肝、理脾，药物选用沉降之品可使胃气和降。

【方药分析】

1. 处方资料

醋柴胡 10 克，郁金 10 克，枳壳 10 克，陈皮 10 克，法半夏 9 克，黄

芩 6 克，黄连 3 克，吴茱萸 5 克，炒白芍 10 克，旋覆花^{包煎}10 克，煅赭石^{先煎}15 克，紫苏梗 10 克，全瓜蒌 10 克，焦槟榔 10 克，大腹皮 10 克，7 剂，水煎服，日 2 次。

2. 方药的选取

患者以胃脘胀满为主诉，应以调畅气机为主，治疗以辛开苦降、疏肝和胃为法。方用半夏泻心汤、左金丸加减。

半夏泻心汤出自《伤寒论》，主治寒热互结之痞证，由半夏、黄芩、干姜、人参、黄连、大枣、甘草组成，具有寒热平调、散结除痞之功。处方选用半夏、黄芩、黄连辛开苦降以除痞。

左金丸出自《丹溪心法》，主治肝火犯胃证，由黄连、吴茱萸组成，具有清泻肝火、降逆止呕之功。二药均用以疏肝和胃。

3. 处方分析

法半夏、黄芩、黄连苦辛通降，散结除痞；醋柴胡、郁金、吴茱萸、白芍归肝经，能疏肝解郁；枳壳、陈皮、焦槟榔、大腹皮归脾经，消食行气消胀；旋覆花、煅赭石均以降为主，能降气平逆；紫苏梗味辛归脾经，能升脾气，行气宽中；瓜蒌味苦归胃经，能降胃气、散结；诸药配伍，木土和，痞结散，气机调畅，胃脘自不胀满。

【预防理论】

患者脾胃虚弱导致不敢饮食，食后饱胀，因此，要求患者吃饭和服药时，服用量要少，以后逐渐加量；以粳米、麦芽、荷叶小火慢炖熬成烂稀粥，少吃多餐，1 日 3~4 次至 5~6 次。李时珍十分推崇米汤的补养功效，认为浓稠的米汤可以代替人参汤来补虚，麦芽疏肝理气、健脾和胃，荷叶味辛香能升发脾气、开胃，食疗配合汤药以补益脾胃。

【按语】

1. 患者脾胃气虚，不敢饮食，食后有饱胀感，胃不痛，符合《伤寒论》"但满而不痛者，此为痞"的主要表现，恐方中补益药多，反而会使气机壅滞之象更重，加重胃痞，待痞证减轻后可逐步加入补益脾胃药物，以达补气健脾、气行滞消的目的。

2. 患者胸闷属于气机不畅，是气滞所致，也可能是气虚所致，初诊以疏肝理气为法，方中配合苏梗、瓜蒌宽胸理气，若效果不明显，说明不是气滞所致。胸闷考虑与气虚有关，患者右肺下叶小型肺大疱，中医认为是肺气不足，后期胃癌消除后可考虑补益肺气。

3. 患者因卵巢手术导致提前绝经，从临床表现看，与肝肾关系密切。肝阴血不足，肝失疏泄，肝气郁结，导致气滞津停，肾主水，肾虚推动、蒸腾气化功能减退，影响津液的输布、排泄，导致水湿停聚，二者共同作用，使得病理产物在肾中蓄积，导致肾囊肿、肾结石的出现。

腹　胀

气机壅滞、肝脾同病证案例

【病情资料】

宋某，女，40 岁，2021 年 1 月 6 日初诊。

主诉：腹胀伴大便不成形 2 年。

现病史：患者 2 年前出现脐下腹胀、大便不成形，大便 1 日 1 行，曾学过一点中医知识，认为属于中气不足，1 周前自服补中益气丸后感腹胀加重，又服牛黄解毒丸，上述问题仍未解除。

刻下症：脐下腹胀，右侧肝部闷胀，易口腔溃疡，纳食正常，眠安，大便 1 日 1 行，不成形，便后不畅，小便正常，舌尖红，苔淡黄腻，脉弦滑。

个人史：平素急躁易怒。

体格检查：腹部无突起，按之柔软，压之不痛，

【诊断原则】

1. 整体审察

局部病状、全身情况：脐下腹胀，右侧肝部闷胀，易口腔溃疡，纳食正常，眠安，大便 1 日 1 行，不成形，便后不畅，小便正常，腹部无突起，按之柔软，压之不痛，舌尖红，苔淡黄腻，脉弦滑。

疾病与性别、年龄、服药、性格的相关情况：中青年女性，服补中益

气丸后感腹胀加重，服牛黄解毒丸，腹胀未解除，平素急躁易怒。

2. 四诊合参

望诊：舌尖红，苔淡黄腻，腹部无突起。

闻诊：无。

问诊：经常口腔溃疡，眠安，纳食正常，右侧肝部闷胀，腹胀，大便1日1行，不成形，便后不畅，小便正常，曾服补中益气丸，自觉胀感加重，平素急躁易怒。

切诊：脉弦滑，脐下腹部按之柔软，压之不痛。

【诊断原理】

1. 以常达变

正常表现：大便1日1行，腹部无突起，按之柔软，压之不痛，说明大肠腑气能通，气机阻滞不甚，无痰饮、瘀血有形实邪阻滞；纳食正常，眠安，小便正常，说明胃的受纳腐熟功能好，未影响睡眠和小便，是正常表现。

异常情况：患者年轻气血充盛，滑脉是正常脉象，结合大便不成形，易口腔溃疡，舌尖红，苔黄腻，滑脉主痰湿、实热，也属于异常脉象。综合分析，脐下腹胀，右侧肝部闷胀，易口腔溃疡，大便不成形，便后不畅，舌尖红，苔淡黄腻，脉弦滑，是异常情况。

病名：依据中医诊断学，膈以下至耻骨上缘统称为腹部，包括大腹（心下至脐上）、脐腹（脐周）、小腹（脐下至耻骨上缘）、少腹（小腹两侧），范围广泛，此病案腹部胀满在脐以下，偏于局部，不涉及大腹，以脐下腹胀为主症，伴大便不成形，腹部无突起，按之柔软，压之不痛，与张介宾《景岳全书·积聚》"诸无形者，或胀或不胀，或痛或不痛，凡随触随发，时来时往者，皆聚之类"描述相符，中医属于聚证范畴，中医病名是腹胀。

2. 司外揣内

患者腹胀伴大便不成形2年，《灵枢·经脉》说："脾足太阴之脉……入腹属脾。"脾气健旺，气机通畅，水湿运化正常，则腹部平软，不胀，大便成形；如果脾失健运，气机不畅，水湿聚于大肠则腹部胀满，大便稀。右侧肝部闷胀，说明与肝有关。患者易患口腔溃疡，结合舌尖红，说明心脾经有热。依据藏象理论，病位在腹部，与肝脾有关。

3. 审症求因

患者腹胀伴大便不成形 2 年，如张介宾《景岳全书·积聚》："聚之类，其病多在气分，气无形而动也。"结合右侧肝部闷胀，便后不畅，与肝脾有关，是肝脾气机壅滞。

【病因理论】

1. 问诊求因

通过问诊可知，服补中益气丸后自感腹胀加重，说明不属虚证，应为气滞实证；服牛黄解毒丸，腹胀未解除，说明不属于热毒；平素急躁易怒为肝旺有热之象。综合分析，病因是气滞，肝旺有热。

2. 审症求因

通过审症获得的病因是肝脾气滞。

【病机理论】

从患者服补中益气丸后自感腹胀加重的情况看应属实证，牛黄解毒丸针对三焦郁热引起的病证，有清热解毒之功，无理气除胀之效，故服后胀满不消。平素急躁易怒，郁怒伤肝，使得肝郁气滞，进而造成中焦气机壅滞、肠道气机不畅，故腹胀，便后不畅；气郁可化火，热郁心经容易口腔溃疡；舌尖红为上焦有热之象；脾气壅滞，运化失职，湿浊内生故大便不成形、苔腻，苔淡黄属有热，体内有湿热停聚可出现淡黄腻苔；脉弦，结合右侧肝部闷胀、平素急躁易怒，与肝有关，属肝郁气滞之象，脉滑结合腹胀、苔腻、大便不成形，与湿证有关。

综合以上分析，病位在腹部，与肝、脾关系密切，属实证，气滞重，湿热轻，病机是肝脾气滞。

【辨证方法】

依据八纲辨证理论为里实证，属于内伤杂病的范畴，进一步使用脏腑辨证理论为肝脾气滞、兼湿热内停证。

1. 八纲辨证辨为里实证依据

辨里证：无恶寒发热并见的表证，无寒热往来的半表半里证，病位在腹部，肝脏、脾脏的症状表现突出，符合里证特点。

辨实证：腹部寒热表现不明显，脐下腹胀，右侧肝部闷胀，大便后不畅，是气滞表现，为实证。

2. 脏腑辨证辨为肝脾气滞兼湿热内停证依据

辨脾气壅滞、湿浊停聚证：患者以脐下腹胀、大便不成形为主症，伴便后不畅、苔腻，为脾气壅滞、湿浊停聚的表现。

辨肝郁气滞证：右侧肝部闷胀、脾气易急、脉弦，为肝气不疏、有热之象。

口腔溃疡、舌尖红、苔淡黄腻、脉滑为湿热之象。

综观症、舌、脉表现，病位在腹部，病变与脾、肝关系密切，属里实证，证名是肝脾气滞兼湿热内停证。

【治疗理论】

以"扶正祛邪""调理脏腑"为总则，属里实证，本着"实则泻之""顺应肝脾的生理特性""肝脾同治"的原则，八法中采用和法、消法、清法三法，以和法、消法为主，具体以疏肝理脾、舒畅气机为法。

【中药理论】

病案的处方应体现治法，即疏肝理脾，舒畅气机。依据药性理论选取中药：四气应选用偏性不强，接近平性之品；五味以辛为主，稍加甘、酸、苦味，其中辛能发散、能升、能行气、能行血，苦能降，甘入中焦，能补益和中，酸入肝；药选归肝、脾经，升浮、沉降之品并用，解除肝脾气机壅滞。

【方药分析】

1. 处方资料

醋柴胡 10 克，郁金 10 克，木香 6 克，佛手 10 克，炒白芍 10 克，枳实 10 克、厚朴 10 克、大腹皮 10 克，炙甘草 6 克，7 剂，水煎服，日 2 次。

2. 方药的选取

患者属实证，为肝脾气滞、肝脾不和之证，治疗以疏肝理脾、舒畅气机为法。方以四逆散加减。四逆散出自《伤寒论》，主治肝脾不和证，由甘草、枳实、柴胡、芍药组成，具有透邪解郁、疏肝理脾的功效，方中药物均选用。本病案符合肝脾气滞实证，脾气壅滞需破气散结，肝气壅滞需疏肝理气。

3. 处方分析

柴胡、郁金、佛手味辛能散能行，归肝经，能疏肝解郁，白芍酸能生津补阴，归肝经，能养血柔肝，为疏肝法的基本配伍；枳实、木香、佛手、厚朴、大腹皮味辛能行气，苦能降泄，归脾经能下气破结，理气调中；其中柴胡与枳实、厚朴为伍，有升有降，增舒畅气机之功；理气药与能养血的芍药相配，使得气血调和；甘草味甘能补益，归脾、胃经，能调和诸药，益脾和中，但甘草有助湿壅气之弊，不可多用。诸药配伍调肝理脾，舒畅气机。

【预防理论】

患者不可自行乱服药，应该在医生指导下用药，本着实则泻之的原则进行。补中益气丸是补益药，不仅不会解决问题，还会加重腹胀症状；牛黄解毒丸无理气之功，且方中苦寒之品还会加重气滞之象。

【按语】

1. 腹与脾的关系

《灵枢·经脉》说："脾足太阴之脉……入腹属脾。"说明腹与脾的关系密切，故脾气健旺，气机通畅，则腹部平软，不胀不痛；如果脾失健运，气机不畅，则腹部胀满，甚至疼痛；若脾气下陷，升举无权，会产生小腹坠胀等症状。故有"脾主大腹"之说。

2. 腹胀的治疗，虚实要分清

腹胀的原因很多，有气虚、寒凝、热结、气滞、痰饮、食积、瘀血、虫积等，基本病机一样，都是气机不畅，腹胀需要分清虚实，虚则气不运，实则气郁滞，治疗方法不同，虚则当补，实则当泻，不要犯虚虚实实的错误。

寒湿中阻、肝气郁结证案例

【病情资料】

王某，男，45 岁，2020 年 11 月 29 日初诊。

主诉：腹胀半年余。

现病史：患者半年前出现脐以下腹部胀满。

刻下症：腹胀得冷则重，得温减轻，下午较上午为重，左侧重于右侧，腹部按之柔软，压之不痛，纳食尚可，睾丸时痛，大便发黏，解时不畅，不成形，有时2~3次，小便不畅，舌体胖，舌前红，中部苔淡黄腻，右关细，左关弦。

既往史：糖尿病病史10余年，血糖控制不理想，曾有腿部动脉血栓形成史，有慢性咽炎病史10余年。

个人史：平素急躁易怒，体胖，暴饮暴食，喜吃冷饮，经常熬夜。

【诊断原则】

1. 整体审察

局部病状、全身情况：患者体胖，腹胀得冷则重，得温减轻，下午较上午为重，左侧重于右侧，腹部按之柔软，压之不痛，纳食尚可，睾丸时痛，大便发黏，解时不畅，不成形，有时2~3次，小便不畅，舌体胖，舌前红，中部苔淡黄腻，右关细，左关弦。

疾病与性别、年龄、饮食、性格、起居、病史的相关情况：青壮年男性，暴饮暴食，喜吃冷饮，平素急躁易怒，熬夜，有糖尿病病史。

2. 四诊合参

望诊：身体肥胖，舌体胖，舌前红，中部苔淡黄腻。

闻诊：无。

问诊：腹胀得冷则重，得温减轻，下午较上午为重，左侧重于右侧，纳食尚可，睾丸时痛，大便发黏，解时不畅，不成形，有时2~3次，小便不畅，既往有糖尿病病史，腿部动脉血栓形成史，慢性咽炎史，平素急躁易怒，暴饮暴食，喜吃冷饮，经常熬夜。

切诊：右关细，左关弦，腹部按之柔软，压之不痛。

【诊断原理】

1. 以常达变

正常表现：腹部按之柔软，压之不痛，说明无痰饮、瘀血、结石等有形实邪阻滞；纳食尚可，说明胃腑功能正常，是正常表现。

异常情况：壮年男性，体胖，腹胀得冷则重，得温减轻，下午较上午为重，左侧重于右侧，睾丸时痛，大便发黏，解时不畅，不成形，有时2~3次，小便不畅，舌体胖，舌前红，中部苔淡黄腻，脉弦细，是异常情况。

病名：以脐下腹胀为主症，按之柔软，压之不痛，伴大小便不畅，中医病名是腹胀。

2. 司外揣内

腹胀半年余，伴大便不成形、发黏，解时不畅，说明与脾有关；腹胀左侧重于右侧，如《素问·刺禁论》"肝生于左"之说，为肝气不升之象，兼之睾丸时痛、平素急躁易怒，说明与肝有关，依据藏象理论，病位在腹部，与肝脾有关。

3. 审症求因

腹胀半年余，结合身体肥胖超重，大便不成形发黏，苔腻，为痰湿中阻；结合腹胀左侧重于右侧，左关弦，说明有肝气不升、肝郁气滞、脾气壅滞；结合腹胀得冷则重，得温减轻，下午较上午为重，舌体胖，脉右关细，说明病性属寒，与脾阳不足有关。大小便不畅与气机郁滞有关。综合分析，病因为寒湿中阻、肝气郁结、脾阳不足。

【病因理论】

1. 问诊求因

暴饮暴食导致脾胃受损，平素喜吃冷饮伤及中阳之气；平素急躁易怒，导致伤肝生火；熬夜、不规律生活，使得无法实现"人卧则血归于肝"，阴血不能荣养肝，肝失疏泄。问诊获得的病因是暴饮暴食、喜吃冷饮、急躁易怒、熬夜导致脾胃受损、中阳不足、肝火旺、肝失疏泄。

2. 审症求因

由审症获得的病因为寒湿中阻、肝气郁结、脾阳不足。

【病机理论】

平素喜吃冷饮伤及中阳之气，脾阳不足，湿浊内生，引起气机不畅，故腹胀得冷则重，得温减轻，下午较上午为重；熬夜，不规律生活，使得无法实现"人卧则血归于肝"，阴血不能荣养肝，肝失疏泄，兼之平素急躁易怒，郁怒易伤肝，造成肝气郁结，气机不畅，肝气不升，故腹胀左侧重于右侧；腹胀，与脾阳虚、气虚不运有关，与寒湿中阻、气机不畅有关，亦与肝气郁结、气机不畅有关。患者肝气郁结，筋脉不畅，不通则痛，故睾丸时痛。湿浊阻滞，气机不畅，故大小便不畅、大便发黏不成形；舌体胖、中部舌苔腻、身体肥胖为脾气不足、痰湿阻滞之象，右关细、左关弦为肝郁脾虚之象；苔淡黄腻为痰饮聚久化热；舌前红说明患者中、上焦有热。

综合以上分析，病位在腹部，病变与脾、肝关系密切，属寒热虚实错杂，病机是寒湿中阻、肝郁化火、脾阳不足。

【辨证方法】

依据八纲辨证理论为为里证，实多虚少、寒多热少证，属于内伤杂病的范畴，进一步使用脏腑辨证理论为脾阳不足、寒湿中阻、肝郁化火证。

1. 八纲辨证辨为里证，实多虚少、寒多热少证依据

辨里证： 无恶寒发热并见的表证、无寒热往来的半表半里证，病位在腹部，脾脏、肝脏的症状表现突出，符合里证特点。

辨实多虚少证： 腹胀得冷则重、得温减轻、下午较上午为重、舌体胖、脉右关细，说明气机不畅，与阳气不足、气虚推动无力有关，阳虚生内寒，为虚证。身体超重、大便不成形且发黏、苔腻，为痰湿停聚的表现；平素急躁易怒、腹胀左侧重于右侧、左关弦，说明肝气郁结生火，为实证。属实多（寒湿中阻、肝气郁结）虚少（脾阳不足）证。

辨寒多热少证： 喜吃冷饮，损伤中阳之气，阳虚易生内寒，为寒证；舌前红，苔黄，为中、上焦有热，为热证。属寒多（喜吃冷饮，脾阳气不足）热少（舌前红，苔淡黄）证。

2. 脏腑辨证依据辨为脾阳不足、寒湿中阻、肝郁化火证依据

辨脾阳不足证： 患者以腹胀为主症，腹胀得冷则重、得温减轻、下午较上午为重，为脾阳不足之象。

辨肝郁化火证： 腹胀左侧重于右侧，伴睾丸时痛、平素急躁易怒，舌前红，苔淡黄，为肝气郁结化热之象。

辨寒湿中阻证： 大小便不畅、大便发黏不成形、舌体胖、中部舌苔腻、身体肥胖，为脾气不足、湿阻气机之象。

综观症、舌、脉表现，病位在腹部，病变与脾、肝关系密切，属实多虚少、寒多热少证，为邪实正虚，肝脾不和，证名是脾阳不足、寒湿中阻、肝郁化火。

【治疗理论】

以"扶正祛邪""调理脏腑"为总则，属实多虚少、寒多热少证，为邪实正虚，肝脾不和，本着"虚则补之""实则泻之""寒者热之""热者寒之""顺应肝脾的生理特性""抑木扶土"的原则，八法中采用和法、消法、清法、温法、补法五法，以消法、和法、温法为主，具体治法为疏肝理气宽中，祛湿健脾除满。

【中药理论】

病案的处方应体现治法，即疏肝理气宽中，祛湿健脾除满。依据药性理论选取中药：四气应选用性偏寒以除热，性热以温阳助热；五味选用甘、酸、辛、苦味，其中甘入中焦能补益和中，酸入肝，辛能升、能行气，苦能降；药选以归肝、脾经为主，升浮、沉降之品并用，解除肝脾气机壅滞。

【方药分析】

1. 处方资料

醋柴胡 10 克，佛手 12 克，法半夏 9 克，厚朴 12 克，生姜 12 克，党参 10 克，炙甘草 6 克，茯苓 12 克，泽泻 15 克，乌药 10 克，荔枝核 12 克，当归 10 克，大腹皮 10 克，醋青皮 10 克，桂枝 10 克，白芍 10 克，7 剂，水煎服，日 2 次。

2. 方药的选取

患者属实多虚少、寒多热少、肝脾不和之证，辨证为脾阳不足、寒湿中阻、肝郁化火，治疗以疏肝理气、祛湿健脾除满为法，方以厚朴生姜半夏甘草人参汤、四逆散加减。厚朴生姜半夏甘草人参汤、四逆散均出自《伤寒论》。

厚朴生姜半夏甘草人参汤属消补兼施之剂，主治脾虚气滞腹胀，由厚朴、生姜、半夏、甘草、人参组成，具有温运健脾、除湿消胀的功效。处方中人参改党参，原方全方选入。

四逆散主治肝脾不和证，由甘草、枳实、柴胡、芍药组成，具有透邪解郁、疏肝理脾的功效。处方中选用醋柴胡、白芍以柔肝疏肝。

处方加入佛手、乌药、荔枝核、大腹皮、醋青皮，加强疏肝、理脾、行气的作用，加入茯苓、泽泻以除湿，加当归以补肝血，加桂枝甘温，可扶助阳气，加强气旺痰消之功。

3. 处方分析

从临证分析看属实多虚少、寒多热少、肝脾不和的腹胀满，处方应消法药多、补法药少，温药多、寒药少，方中醋柴胡^{寒}、佛手^{温}、大腹皮^{温}、醋青皮^{温}、荔枝核^{温}、乌药^{温}、厚朴^{温}、生姜^{温}味辛，多归肝、脾经，能疏肝理脾，行气消胀，其中厚朴味辛能行气，苦能降泄，温能助行气燥湿，归脾、胃、大肠经，能下气燥湿，为消满除胀的要药；当归^{温}、白芍^{寒}味甘质润，归肝经，能补肝血，与疏肝理气的醋柴胡、佛手、青皮、荔枝核配合能疏肝理气而不伤阴，补益阴血而不滋腻，其中白芍酸能生津，补肝柔肝，当归能和血，配合理气药，使气血调和，促进肝脾的调和以消除腹部胀满；党参^{温}、炙甘草^{温}益气健脾，使脾胃健旺，运化有权；茯苓^{平}、泽泻^{寒}、法半夏^{温}、厚朴能祛除湿浊，其中茯苓能健脾，半夏辛能升，苦能降，又能燥湿，苦温有利于祛除寒湿邪气，归脾、胃，能辛开苦降，以开痰气之滞，以利中焦之气，达到消除腹部胀满的目的；桂枝^{温}、生姜^{温}味辛性温能散阴邪，其中桂枝甘温，可扶助阳气，加强气旺痰消之功。诸药合用，达到疏肝理气宽中、祛湿健脾除满的目的。

【预防理论】

患者有糖尿病病史，嘱患者在口服降糖药的基础上要少吃饭、多运动，可以帮助减肥，稳定血糖，减少血栓形成。运动有助于脾胃气机运转，脾胃气旺，痰湿不生，气行则血行，痰湿瘀血不能停聚体内；同时控制情绪、不熬夜，防止影响肝的疏泄功能，造成气机不畅，引起诸多问题。

【按语】

1. 心下、脘部、胃部、腹部均属中焦，脾胃气机需要正常升降，其中脾气要升、胃气要降的运动必须稳定有序，如果升降失常，脾胃不能正常纳运，就会影响饮食的消化、水谷精微的吸收和糟粕的排泄，治疗时依据

《素问·阴阳应象大论》"气味辛甘发散为阳，酸苦涌泄为阴"，采取苦辛药配伍，用辛味升阳、苦味降阴的方法使脾胃气机升降恢复正常，具体用法，如《伤寒论》半夏泻心汤中生姜、半夏味辛，黄芩、黄连味苦，共用以辛开苦降，是脾胃气机失常导致痞证的常用药物，可用于心下痞、脘痞、胃痞、腹胀等证。

2. 此方选自张仲景《伤寒论》第六十六条"发汗后，腹胀满者，厚朴生姜半夏甘草人参汤主之"，是针对脾虚湿阻气滞造成的腹满证。其原因是发汗损伤了脾气，或脾气素虚，因而运化水湿的功能低下，湿聚生痰，痰湿中阻，气机被遏。以虚证辨，有脾气不足的一面；以实证辨，又有痰湿凝结、气机壅滞的一面，属于虚实夹杂。厚朴生姜半夏甘草人参汤为消补兼施之剂，主治虚中夹实，实多虚少的腹胀满。此患者从临证分析看也是实多虚少，只是实中有肝郁气滞参与，故以厚朴生姜半夏甘草人参汤合四逆散加减。临证应用时，厚朴、生姜剂量要大，人参、甘草剂量宜小，厚朴与人参之比应该注意，否则补而壅滞，加重腹满。

腹　痛

脏腑虚弱、肝气不升证案例

【病情资料】

马某，女，62岁，2020年12月16日初诊。

主诉：左侧腹部隐痛半年余。

现病史：患者半年前出现左侧腹部隐痛，用手按有轻微不适。

刻下症：左侧腹部隐痛，两胁胀痛，胃部烧心，吐酸水，腰酸，夜寐尚可，夜尿2次，大便2日1行，舌尖红，偏淡暗，中后部苔厚腻，脉弦偏硬，寸脉滑。

既往史：有肾囊肿、肾结石，浅表性胃炎、高血压、糖尿病。

个人史：平素脾气急躁易怒。

实验室检查：B超示胆囊多发结石，泥沙样，左肾囊肿，双肾钙化灶，小结石不排除。

【诊断原则】

1. 整体审察

局部病状、全身情况、实验室检查：左侧腹部隐痛，按之不舒，伴两胁胀痛，胃部烧心，吐酸水，腰酸，夜寐尚可，夜尿 2 次，大便 2 日 1 行，舌尖红，偏淡暗，中后部苔厚腻，脉弦偏硬，寸脉滑，B 超示胆囊多发结石、泥沙样，左肾囊肿，双肾钙化灶，小结石不排除。

疾病与性别、年龄、性格、病史的相关情况：老年女性，有肾囊肿、肾结石、浅表性胃炎、高血压、糖尿病病史，平素脾气急躁易怒。

2. 四诊合参

望诊：舌尖红，偏淡暗，中后部苔厚腻，B 超显示胆囊多发结石，泥沙样，左肾囊肿，双肾钙化灶，小结石不排除。

闻诊：无。

问诊：胃部烧心，吐酸水，两胁胀痛，左侧腹部隐痛，腰酸，夜寐尚可，夜尿 2 次，大便 2 日 1 行，既往有肾囊肿、肾结石、浅表性胃炎、高血压、糖尿病，平素脾气急躁易怒。

切诊：脉弦偏硬，寸脉滑。

【诊断原理】

1. 以常达变

正常表现：夜寐尚可，说明未影响睡眠，是正常表现。

异常情况：年老脉象弦硬属于生理性退化的表现，是正常脉象，结合两胁胀痛，平素脾气急躁易怒，弦脉也可以是肝胆气郁的异常脉象。综合分析，左侧腹部隐痛，按之不舒，伴两胁胀痛，胃部烧心，吐酸水，腰酸，夜尿 2 次，大便 2 日 1 行，舌尖红，偏淡暗，中后部苔厚腻，脉弦偏硬，寸脉滑，是异常情况。

病名：起病缓慢，以左侧腹部隐痛为主症，痛有定处，按之不舒，是有形邪气阻滞，气机不畅，中医属于内科腹痛的范畴，中医病名是腹痛。

2. 司外揣内

患者左侧腹部隐痛半年余，中医认为脾主大腹，《素问·刺禁论》又有"肝生于左"之说，说明与肝、脾有关。主要表现两胁胀痛，胃部烧心，吐酸水，肝、胆经循行均与两胁相关。依据藏象理论，病位在腹部，与脾胃肝胆有关。

3. 审症求因

气滞以闷、胀、痛为特点，结合左侧腹部隐痛，伴两胁胀痛，为肝脾气滞。结合腰酸，夜尿 2 次，脉弦硬，为肝肾不足，肝失阴血濡养则肝郁不舒；胃部烧心、吐酸水属肝胃不和；舌尖红、寸脉滑为上焦有热之象，中后部苔厚为痰湿邪气阻于中下焦。综合分析，腹痛的病因是肝脾气滞，兼有肝胃不和、痰湿阻滞、上焦有热、肝肾不足。

【病因理论】

1. 问诊求因

左侧腹部隐痛半年余，结合老年女性，年逾六旬，脏腑功能低下，平素脾气急躁易伤肝；结合 B 超所见，左肾有囊肿，双肾有钙化灶、小结石，囊肿有形可查，囊中裹水，囊肿之水、钙化灶、结石都属于有形的邪气，是脏腑功能失调、病理产物蓄积所致。问诊获得的病因是有形邪气阻滞、气机不畅、不通则痛。

2. 审症求因

审症获得的病因是肝脾气滞，兼有肝胃不和、痰湿阻滞、上焦有热、肝肾不足。

【病机理论】

《素问·刺禁论》的"肝生于左"之说，王冰注曰"肝象木，王于春，春阳发生，故生于左也"。患者左侧腹部隐痛，伴两胁胀痛，为肝气不舒、肝气不升之象。进一步考虑患者年逾六旬，脏腑功能低下，容易出现腰酸、夜尿多、脉弦硬等肝肾亏虚之象，如果肝不足，肝失濡养则肝郁不舒，最终导致患者肝气不升，病因与患者年高，肝肾亏虚有关。肝木克土表现为两胁胀痛、胃部烧心、吐酸水的肝胃不和及腹部隐痛、两胁胀痛的肝脾不和之象；舌尖红、寸脉滑为上焦有热之象，中后部苔厚腻为湿邪阻于中下焦所致。

综合以上分析，病位在腹部，病变与肝脾关系密切，涉及胃肾，属脏腑不和，病机是肝郁气滞，木土不和，痰湿阻滞，肝肾不足。

【辨证方法】

依据八纲辨证理论为里证，虚实夹杂、寒热相兼证，属于内伤杂病的范畴，进一步使用脏腑辨证理论为肝气不升，兼肝脾不和、肝胃不和、痰湿阻滞、肝肾不足证。

1. 八纲辨证辨为里证，虚实夹杂、寒热相兼证依据

辨里证：无恶寒发热并见的表证，无寒热往来的半表半里证，病位在腹部，肝脏的症状表现突出，符合里证特点。

辨虚实夹杂证：腰酸、夜尿是肾虚之象，为虚证；两胁胀痛，苔厚腻，是气滞痰湿之象，为实证。

辨寒热相兼证：夜尿多为肾阳不足，苔厚腻有阴邪，为寒证；急躁易怒，舌尖红，为热证。

2. 脏腑辨证辨为肝气不升，兼肝脾不和、肝胃不和、痰湿阻滞、肝肾不足证依据

辨肝气不升证：患者以左侧腹部隐痛为主症，伴两胁胀痛，为肝气不舒、肝气不升之象。

辨肝肾不足证：腰酸、夜尿、脉弦硬，兼之年逾六旬，为肝肾亏虚之象。

辨肝胃不和证：两胁胀痛、胃部烧心、吐酸水，为肝胃不和的表现。

辨肝脾不和证：腹部隐痛、两胁胀痛，为肝脾不和的表现。

舌尖红、寸脉滑为上焦有热之象，中后部苔厚腻为湿邪阻于中下焦所致。

综合症、舌、脉表现，病位在腹部，病变与肝脾关系密切，涉及胃肾，属虚实夹杂、寒热相兼、脏腑不和证，证名是肝气不升，兼木土不和、痰湿阻滞、肝肾不足。

【治疗理论】

以"扶正祛邪""调理脏腑"为总则，属虚实夹杂、寒热错杂、肝脾不和证，本着"实则泻之""虚则补之""热者寒之""寒者热之""顺应肝、脾、胃、肾的生理特性""肝、脾、胃、肾同治"的原则，八法中采用消法、和法、补法、温法、清法五法，其中以消法、和法为主，具体治

法为疏肝理脾，舒畅气机，调肝和胃，祛痰除湿，补益肝肾。

【中药理论】

病案的处方应体现治法，即疏肝理脾，舒畅气机，调肝和胃，祛痰除湿，补益肝肾。依据药性理论选取中药：四气应选用偏性不强，接近平性之品；五味选用辛味能发散、能升、能行气、能行血，气味芳香能悦脾开胃，苦能降泄、能燥湿，甘入中焦，能补益、能和中，缓急止痛，调和药性，酸入肝、能生津，淡能利水渗湿；药选以归脾、肝经为主；升浮、沉降之品并用，解除肝脾气机壅滞。

【方药分析】

1. 处方资料

醋柴胡10克，川楝子6克，郁金10克，法半夏9克，瓜蒌20克，车前子^{包煎}10克，醋鸡内金10克，泽泻10克，桂枝10克，茯苓10克，白芍10克，滑石渣^{先煎}10克，金钱草10克，连翘10克，桑寄生10克，枸杞子20克，7剂，水煎服，日2次。

2. 方药的选取

患者属虚实夹杂、寒热错杂、肝脾不和证，治疗以理气为先，以疏肝理脾、舒畅气机、调肝和胃、祛痰除湿、补益肝肾为法，方以当归芍药散合柴胡疏肝散加减。

柴胡疏肝散出自《证治准绳》，主治肝气郁滞证，由陈皮、柴胡、川芎、枳壳、白芍、甘草、香附组成，具有疏肝解郁、行气止痛之功。处方选用柴胡、白芍疏肝解郁。

当归芍药散出自《金匮要略》，主治肝脾两虚、血瘀湿滞证，症见腹中拘急，绵绵作痛，由当归、芍药、茯苓、白术、泽泻、川芎组成，具有养肝和血、健脾祛湿的作用。处方选用芍药、茯苓、泽泻，有补益肝之阴血、祛湿健脾的作用。

3. 处方分析

醋柴胡、川楝子、郁金辛能行气，苦寒清热，归肝经，能疏肝理气，兼清上焦之热；白芍味酸，归肝经，能敛阴，养血柔肝，与柴胡配合，以补养肝血，条达肝气，可使柴胡升散而无耗伤阴血之弊，且二者正好符合肝体阴用阳之性，为疏肝法之基本配伍，再配以桑寄生、枸杞子补益肝肾，能使肝阴得补、肝气得升、肝气不郁；法半夏归脾、胃经，能燥湿化痰，味辛能升脾，降逆能和胃，使脾升胃降，中焦气机恢复正常，达到消痞散结的目的，配合能清热涤痰散结的瓜蒌、能清热散结的连翘，可以解除热郁、痰郁、湿郁，有利于气机通利；车前子、泽泻性寒，归肾经，能清下焦之热、渗利下焦之湿，茯苓、桂枝味甘能补益，茯苓归脾能健脾，味淡能渗湿，桂枝性温，能温扶脾阳以助运化水湿，二药合用能健运中焦、祛中焦之湿；金钱草、郁金苦寒清泄，入肝胆经，能疏肝利胆、清利湿热，醋鸡内金能化石，滑石味淡能利水渗湿以排石，有利于湿热、结石的祛除。诸药配伍能疏肝理脾，舒畅气机，调肝和胃，祛痰除湿，补益肝肾，达到肝郁得解、肝气得升的目的。

【预防理论】

患者年老肾亏，平时可以从五谷杂粮、蔬菜、水果中选取食材进行补肾。直接补肾的食材有芝麻、黑豆、核桃仁、黑木耳等。依据刘完素《素问病机气宜保命集·妇人胎产论》："妇人……天癸已绝，乃属太阴经也。"提示女性绝经后，肾气亏虚，脏腑功能下降，要重视治太阴，太阴包括手太阴肺和足太阴脾，通过补肺、补脾这种间接的方法，也可以达到补肾的目的。补脾胃的食材如大米、大枣、莲子肉、蜂蜜、马铃薯等，此为后天补先天之法；补肺的食材，如百合、山药、银耳等，此为金水相生之法。

【按语】

1. 秦景明《症因脉治·腹痛论》指出："痛在胃之下，脐之四旁，毛际之上，名曰腹痛。若痛在胁肋，曰胁痛。痛在脐上，则曰胃痛，而非腹痛。"故需要把腹痛、胃痛、胁痛区分开来，有利于临床区分病位，辨证论治。

2. 患者年龄偏大，肝肾不足、痰湿阻滞可导致肾囊肿、肾结石、胆囊结石、高血压、糖尿病等，因此，治疗时可使用补益肝肾、祛除痰湿的治法，有利于上述病证的减轻或消除。

痛　泻

湿聚中焦、肝脾失调证案例

【病情资料】

刘某，男，30岁，2009年8月22日初诊。

主诉：腹痛即泻8年。

现病史：患者8年前大学毕业，由于工作紧张，饮食不规律，渐渐发现便前有腹痛，每次排完便后疼痛有所缓解，如厕前腹痛，大便有时水分多。

刻下症：腹痛则泻，便前腹部隐痛，大便1天1~2次至3~4次，生气受凉后大便1天最多4~5次，大便有时水多，手足欠温，头晕，耳鸣，精神欠佳，睡眠正常，纳食不香，小便尚可，舌尖红、苔淡黄腻，脉弦细。

个人史：平素急躁易怒。

【诊断原则】

1. 整体审察

局部病状、全身情况：长期腹泻，腹痛则泻，便前腹部隐痛，大便1天1~2次至3~4次，生气受凉后大便1天最多4~5次，大便有时水多，头晕，耳鸣，精神欠佳，睡眠正常，纳食不香，小便尚可，舌尖红，淡黄腻，脉弦细。

疾病与性别、年龄、情绪、饮食、工作的相关情况：青年男性，工作紧张，饮食不规律，平素急躁易怒。

2. 四诊合参

望诊：精神欠佳，舌尖红、苔淡黄腻。

闻诊：无。

问诊：头晕，耳鸣，睡眠正常，纳食不香，腹痛则泻，便前腹部隐痛，大便次数多，生气受凉后大便次数更多，大便中有时水多，小便尚可，常因工作紧张和饮食不规律引起腹泻，脾气急躁易怒。

切诊：脉弦细，手足欠温。

【诊断原理】

1. 以常达变

正常表现：睡眠正常，小便尚可，说明未影响睡眠和小便，是正常表现。

异常情况：青年男性，长期腹泻，腹痛则泻，便前腹部隐痛，大便1天1~2次至3~4次，生气受凉后大便1天最多4~5次，大便有时水多，头晕，耳鸣，精神欠佳，纳食不香，舌尖红、苔淡黄腻，脉弦细，是异常情况。

病名：以腹痛即泻为主症，腹泻时间长，大便稀，次数增多，每日3次以上，生气、受凉后大便次数增多，中医属于腹泻范畴，患者腹痛即泻，中医病名是痛泻。

2. 司外揣内

腹痛即泻8年，《医方考》："泻责之脾，痛责之肝。"痛泻与脾、肝有关，《素问·宣明五气》云"大肠小肠为泄"，说明泻与大肠、小肠有关。依据藏象理论，病位在大肠，与脾、肝、大肠、小肠有关。

3. 审症求因

患者腹痛则泻，《素问·阴阳应象大论》云"湿盛则濡泻"，各种腹泻都与湿有关，而泄泻之本在于脾胃，痛责之肝，说明痛泻之证，湿占主导，为肝脾不和。结合头晕，耳鸣，精神欠佳，纳食不香，与患者腹泻时间太久，脾胃气虚有关；手足欠温，与肝郁气滞，阳气郁而不伸有关，与脾气不足，清阳不能充养四肢也有关。综合分析，痛泻与湿聚中焦、脾胃气虚、肝郁气滞、肝脾不和有关。

【病因理论】

1. 问诊求因

通过问诊可知，患者由于工作紧张、饮食不规律引起腹痛则泻。劳则气耗，工作紧张容易伤气，饮食不规律导致脾气不足，脾气急躁易怒则肝失疏泄，气机壅滞。通过问诊获得的病因是工作紧张、饮食不节、平素脾气急躁易怒导致脾气不足、肝郁气滞。

2. 审症求因

通过审症获得的病因是湿聚中焦，脾胃气虚，肝郁气滞，肝脾不和。

【病机理论】

《素问·阴阳应象大论》云"湿盛则濡泻"，各种腹泻都与湿有关，而泄泻之本在于脾胃，患者平素脾气急躁易怒，郁怒伤肝，容易肝郁气滞，又由于工作紧张加重肝郁，饮食不规律使得脾胃受伤，不能腐熟水谷、运化水湿，积谷为滞，湿滞内生，小肠清浊不分，大肠传导失常，清浊不分，混杂而下，于是出现腹泻；湿阻中焦，肝失于疏泄，气机不畅，不通则痛，故便前腹部隐痛，腹痛则泻，泻后痛减；腹泻时间太久，加重脾虚之象，脾主升清，清阳不升，清窍失养，患者出现头晕，耳鸣，精神欠佳，脾胃气虚则纳食不香；手足欠温，与肝郁气滞、阳气郁而不伸有关，与脾气不足、清阳不能充养四肢也有关；舌尖红，脉弦细为肝郁气滞化火之象，脉细为气血不足之象，苔淡黄腻为湿热之象。综合以上分析，病位在大肠，病变与肝、脾关系密切，涉及小肠，属肝脾不和，病机是湿聚中焦，脾胃气虚，肝郁气滞，肝脾失调。

【辨证方法】

依据八纲辨证理论辨为里证，虚实夹杂、寒热相兼证，属于内伤杂病的范畴，进一步使用脏腑辨证理论辨为湿聚中焦、脾虚肝郁、肝脾失调证。

1. 八纲辨证辨为里证，虚实夹杂、寒热相兼证依据

辨里证：无恶寒发热并见的表证，无寒热往来的半表半里证，病位在腹部，肝脏、脾脏的症状表现突出，为里证。

辨虚实夹杂证：腹部隐痛多为不足，为虚证；生气后腹泻属气滞，为实证。

辨寒热相兼证：手足欠温、受凉后腹泻、大便水分多、苔腻，为寒证；舌尖红、苔黄、脾气急躁易怒，为热证。

2. 脏腑辨证辨为湿聚中焦、脾虚肝郁、肝脾失调证依据

辨湿聚中焦证：腹泻、大便水分多、苔腻，为湿聚中焦之象。

辨肝脾失调证：患者以腹痛则泻为主症，伴便前腹部隐痛、泻后痛减、生气受凉后大便次数增多、手足欠温，为肝脾不和的表现。

辨脾胃气虚证：精神欠佳、头晕、耳鸣、纳食不香、腹泻、脉细，为脾胃气虚之象。

辨肝郁气滞证：急躁易怒、舌尖红、苔淡黄、脉弦细，为肝郁气滞化火之象。

综观症、舌、脉表现，病位在大肠，病变与肝、脾关系密切，涉及小肠，属虚实夹杂，寒热相兼，肝脾不和，证名是湿聚中焦、脾虚肝郁、肝脾失调。

【治疗理论】

辨证属虚实夹杂、寒热相兼、肝脾不和证，治疗以"扶正祛邪""调理脏腑"为总则，本着"实则泻之""虚则补之""热者寒之""寒者热之""顺应肝脾的生理特性""抑木扶土"的原则，以抑肝强、扶脾弱、调和肝脾为法，八法中采用消法、和法、补法、温法、清法五法，依照明·李中梓《医宗必读·泄泻》"无湿不成泻"之说，泄泻总以调理脾胃为中心，要注意升清降浊，具体治法为祛湿调中止泻、疏肝解郁止痛。

【中药理论】

病案的处方应体现治法，即祛湿调中止泻，疏肝解郁止痛。依据药性理论选取中药：四气应选用温能祛湿，微寒能治热；五味选用辛能发散胜湿、能升、能行气，气味芳香能悦脾化湿，苦能燥湿、能降泄，甘入中焦，能补益、能和中、缓急止痛，淡能利水渗湿；药选以归肝、脾、胃经为主；药选升浮之品以利于升脾阳，选沉降之品以利于降气祛浊。

【方药分析】

1. 处方资料

醋柴胡 10 克，郁金 10 克，防风 10 克，白芍 15 克，苍术 10 克，白术 10 克，黄柏 10 克，猪苓 10 克，茯苓 10 克，陈皮 10 克，厚朴 10 克，法半夏 9 克，砂仁[后下] 6 克，灶心土[包煎] 20 克，7 剂，水煎服，日 2 次。

2. 方药的选取

患者属湿聚中焦、脾虚肝郁、肝脾失调之证。湿盛则泻，泄泻之时，肠腑清浊不分，小肠泌别清浊功能失职，津液糟粕俱走大肠，治疗以祛除湿邪，恢复脾胃为中心，以祛湿调中止泻、疏肝解郁止痛为法，方以痛泻要方、四逆散、五苓散加减。

痛泻要方出自《丹溪心法》，主治脾虚肝郁之痛泻证，由炒白术、炒芍药、炒陈皮、防风组成，具有补脾柔肝、祛湿止泻之功。

四逆散出自《伤寒论》，主治肝脾不和证，由甘草、枳实、柴胡、芍药组成，具有透邪解郁、疏肝理脾的功效。

五苓散出自《伤寒论》，主治蓄水证、水逆证、痰饮证、水湿内停证、霍乱吐泻证，由猪苓、泽泻、白术、茯苓、桂枝组成，具有利水渗湿、温阳化气的功效。

痛泻要方全方均选用以治痛泻，四逆散选用柴胡、芍药以疏肝柔肝、缓急止痛，五苓散选用猪苓、白术、茯苓以祛湿。病案处方加强了祛湿、疏肝、健脾、行气之力。

3. 处方分析

柴胡、防风、苍术、郁金味辛，五味中辛能发散、能升属风药，风能胜湿，湿见风则干，湿邪已去，脾运得复，清气上升，泄泻自止；风药还可促进肝之阳气升发的作用，肝气升发条达，疏泄功能自能恢复正常，可疏肝解郁，其中防风为脾经引经药；苍术、白术、黄柏、法半夏、厚朴、陈皮味苦燥湿，味苦降泄，有降浊之意；猪苓、茯苓味淡利湿，通过利小便来实大便，调整小肠泌别清浊的功能；苍术、白术、茯苓能健脾运湿；砂仁、苍术、厚朴辛温能芳香化湿；砂仁、厚朴、陈皮味辛能行气，归脾、胃经，能理脾和胃；砂仁、灶心土辛温，归脾、胃经，能温中止泻，其中灶心土既能温脾暖胃，又能涩肠止泻，且灶心土性质不太热，配合上述诸药可很好地止泻而不留邪；白芍酸寒，柔肝缓急止痛。全方升清与降浊并用，诸药配伍达到止泻消痛、调和肝脾之功。

【预防理论】

患者脾胃虚弱可以食用药食同源的食疗方以健脾补气，如将山药、薏苡仁、莲子、芡实、大枣、龙眼肉等熬粥，日常服用以调理脾胃，加生姜以温中健脾，并饮食有节，使脾胃功能逐渐恢复正常。

【按语】

病案中采用和法、消法、补法、温法，其中四法的主次关系如下：患者痛泻中，腹泻以调理脾胃、祛除湿邪为中心，采用辛散升清、甘能补中、苦淡降浊之法，恢复脾升胃降的正常功能。调理脾胃属和法，风能胜湿、苦能燥湿、淡能渗湿均属消法，甘能补脾运湿为补法，砂仁、灶心土性温为温法，故祛除湿邪采取消法、补法、温法；灶心土涩肠止泻，以涩当补，属补法；腹痛则泻需要调肝，辛散疏肝为消法，酸寒柔肝为补法，故腹痛采用消法、补法；痛泻属脏腑不和，要调肝脾，使肝脾和而痛泻止，故调整脏腑采用和法。因此病案中采用的四法中，和法居于首位，消法次之，温法、补法更次之。

便　秘

肠腑燥热、肺胃壅热证案例

【病情资料】

张某，女，46 岁，2014 年 9 月 15 日初诊。

主诉： 大便干 10 余年。

现病史： 患者 10 年前出现大便干，1 周 1 行，腹部胀满，每到排便时便产生恐惧感，常服果导片、复方芦荟胶囊通便，面部长期红疹，今来就诊。

刻下症： 大便干，干成球，羊粪状，腹部胀满，口干，面部颧骨周围起疹，色红、微痒痛，纳食佳，眠安，小便正常，咽痛，咽红，舌质红，苔淡黄腻，脉滑略数。

个人史： 血脂高，平素喜食辛辣、油腻肉食，不喜运动。

【诊断原则】

1. 整体审察

局部病状、全身情况： 大便干，呈羊粪状，腹部胀满，口干，面部颧骨周围起疹，微痒痛，纳食佳，眠安，小便正常，咽痛，舌质红，苔淡黄腻，脉滑略数。

疾病与性别、年龄、饮食、运动的相关情况： 中年女性，喜食辛辣、油腻肉食，久坐少动。

2. 四诊合参

望诊：面部颧骨周围起疹，咽红，舌质红，苔淡黄腻。

闻诊：无。

问诊：长期大便干，呈羊粪状，腹部胀满，口干，面部疹，微痒痛，纳食佳，眠安，小便正常，咽痛，既往血脂高，平素喜食辛辣、油腻肉食，不喜运动。

切诊：脉滑略数。

【诊断原理】

1. 以常达变

正常表现：纳食佳，眠安，小便正常，说明胃功能强，未影响睡眠和小便，是正常表现。

异常情况：老年女性，大便干，1 周 1 行，呈羊粪状，腹部胀满，口干，面部颧骨周围起疹，微痒痛，咽痛，舌质红，苔淡黄腻，脉滑数，是异常情况。

病名：病程长，以大便干为主症，1 周 1 行，呈羊粪状，伴腹部胀满，中医病名是便秘。

2. 司外揣内

患者大便干 10 余年，病位在大肠，伴面部长期红疹。《灵枢·五色》分候法多用于内伤杂病，其中"中央者，大肠也"，说明面部颧骨周围起疹与大肠有关；又疹发太阴，说明红疹与肺有关。综合分析，依据藏象理论，病位在大肠，便秘与肺、大肠有关。

3. 审症求因

大便干呈羊粪状，与津液不足，肠道失润有关，腹部胀满与气滞有关；面部红疹，咽痛咽红，舌质红，与肺胃有热有关。综合分析，便秘与热、津亏、气滞有关。

【病因理论】

1. 问诊求因

喜食辛辣易助热，油腻肉食多生痰。《素问·宣明五气》："久卧伤气，久坐伤肉。"久坐少动，气机不畅，长期运动减少，则人体气机失于畅达，可导致脾胃等脏腑的功能障碍。通过问诊获得的病因是喜食辛辣、油腻肉食，久坐少动，助热生痰，脾胃、肠腑功能失调。

2. 审症求因

通过审症，患者便秘与热盛、津亏、气滞有关。

【病机理论】

患者喜食辛辣、油腻肉食，可致肠胃积热，耗伤津液，肠道干涩失润，粪质干燥，难于排出，故大便干，干成球、羊粪状，兼之久坐少动，气机不利，导致胃肠腑气郁滞，通降失常，传导失职，糟粕内停，不得下行，故长期便秘，腹部胀满；面部颧骨周围红疹，微痒痛，中医认为"热微则痒"，即痒是因风、湿、热、虫之邪客于皮肤肌表，引起皮肉间气血不和，郁而生微热所致，颧骨部位与大肠相关，与大肠积热有关；肺与大肠相表里，大肠燥热，腑气不通，循经上扰，热郁于肺，咽喉为肺胃门户，肺胃有热则见咽痛、咽红；热伤津液，故口干；舌质红，苔淡黄腻，脉滑略数，为里有热，黄腻为喜吃油腻肉食，肠胃积热所致。

综合以上分析，病位在大肠，病变与肺、胃关系密切，属邪实正虚，以邪实为主，病机是肠腑燥热津亏，肺胃壅热。

【辨证方法】

依据八纲辨证理论为里热证、实多虚少证，属于内伤杂病的范畴，进一步使用脏腑辨证理论为肠腑燥热津亏、肺胃壅热，兼有湿热证。

1. 八纲辨证辨为里热证、实多虚少证依据

辨里证：无恶寒发热并见的表证、无寒热往来的半表半里证，病位在大肠，肺脏、胃腑、大肠的症状表现突出，符合里证特点。

辨实热证：腹部胀满、疹色红、咽红、舌质红、苔淡黄腻、脉滑略数为实热。

辨虚热证：大便干、口干为阴液不足的虚证。

综合以上分析，为里实热证、里虚热证，属实多虚少证。

2. 脏腑辨证辨为肠腑燥热津亏、肺胃壅热，兼有湿热证依据

辨肠腑燥热津亏证：患者以大便干呈羊粪状为主症，伴腹部胀满、面

部颧骨周围红疹、微痒痛、口干，结合喜食辛辣，为肠胃积热，肠道津亏之象。

辨肺胃壅热证：咽痛咽红、舌质红、脉滑略数，为肺胃有热之象。

辨湿热证：苔淡黄腻、脉滑，结合喜食油腻肉食，为湿热之象。

综观症、舌、脉表现，病位在大肠，病变与肺、胃关系密切，属里热证、实多虚少证，邪实正虚，证名是肠腑燥热津亏、肺胃壅热。

【治疗理论】

以"扶正祛邪""调理脏腑"为总则，属里热证、实多虚少证，本着"热者寒之""实则泻之""虚则补之""顺应大肠、肺、胃的生理特性""肺、胃、大肠同治"的原则，以泻实为主，补虚为辅，八法中采用下法、清法、消法、补法四法，以下法、清法、消法为主。具体治法为清泻肺胃，清泻肠腑，润肠通便。

【中药理论】

病案的处方应体现治法，即清泻肺胃，清泻肠腑，润肠通便。依据药性理论选取中药：四气应选用偏寒，寒能清热；五味选用苦能燥湿，能降泄，甘入中焦，能补益；药选归肺、胃、大肠经；药选沉降之品以利于通便。

【方药分析】

1. 处方资料

蝉蜕 6 克，桑叶 10 克，牛蒡子 10 克，苦桔梗 10 克，生甘草 6 克，黄芩 10 克，知母 10 克，炒栀子 10 克，生地黄 20 克，玄参 20 克，麦冬 10 克，苦杏仁 10 克，郁李仁 20 克，熟大黄 10 克，枳壳 10 克，生槟榔 10 克，7 剂，水煎服，日 2 次。

2. 方药的选取

患者属肠腑燥热津亏，肠腑不畅，肺胃壅热，兼有湿热之证，治疗以祛邪为主，以清泻肠腑、润肠通便、清泻肺胃为法，方以宣白承气汤、增液汤合桔梗汤加减。原方均出自《温病条辨》。

宣白承气汤主治肺经痰热、肠腑热结实证，由生石膏、生大黄、杏仁粉、瓜蒌皮组成，具有宣肺化痰、泻热攻下作用。处方选用苦杏仁以宣肺，润肠通便，生大黄改成熟大黄，减缓大黄苦寒泻热、攻除积滞之力。

增液汤主治阳明温病，津亏肠燥便秘证，由生地黄、玄参、麦冬组成，具有滋阴润燥通便作用，全方选用。

桔梗汤出自《伤寒论》，主治少阴客热咽痛证，由桔梗、甘草组成，具有清热解毒、消肿排脓的功效，全方选用。

3. 处方分析

增液汤性味甘寒，通过滋阴润燥，使肠腑燥屎得以排出，寓泻于补，以补药之体，作泻药之用，被称为增水行舟之剂；苦杏仁、郁李仁、熟大黄、枳壳、生槟榔味苦，趋势向下，利于降泄，其中苦杏仁、郁李仁能润肠通便，苦杏仁归肺经，能降肺气，与降胃气、通肠腑的枳壳、生槟榔配合，增强通便之功；桔梗汤入肺清热利咽，配合蝉蜕、桑叶、牛蒡子、黄芩、知母、炒栀子等性味苦寒、归肺胃经的药物，加强清泻肺胃、利咽的作用，同时泻肺胃有利于大肠，属肺、胃、大肠合治，以大肠为主。诸药配伍肠燥得润，肠腑得通，肺胃得清。

【预防理论】

便秘虽属轻疾浅症，但可能引起一系列全身症状，尤其是患有习惯性便秘的患者，可引起食欲缺乏、头痛、头昏、乏力、恶心、口臭、腹胀、厌食、精神抑郁等，甚至对排便产生恐惧感，引起痔疮、肛裂等，因此要养成定时排便的习惯，以建立良好的排便条件反射；戒油腻、辛辣刺激性食物，多饮水，多食含粗纤维丰富的水果和蔬菜，以及粗粮、豆制品之类的食物；选择适当的体育锻炼，以促进排便。

【按语】

患者嗜食油腻肉食增大中焦负担，损伤脾胃，运化水谷精微功能失职，日久生湿生痰，辛辣食物能助热，使得湿热蕴结体内，患者平素又不喜运动，气血运行缓慢，使得湿热结于脉道发为血脂异常。方中苦杏仁、桔梗入肺经能宣降肺气，有利于肺通调水道的作用，可以帮助祛湿，大量清热药对热的祛除有益，其中黄芩、栀子苦寒之品能清热燥湿，炒栀子能屈曲下行，导热从小便而出，熟大黄泻热利湿通便，给邪以出路，因此此方也可辅助降脂。

第四章

心系病证

心　悸

七情所困、气血不足证案例

【病情资料】

王某，女，35 岁，2019 年 6 月 19 日初诊。

主诉：心中悸动 1 年，加重 1 月余。

现病史：患者 1 年前自感有时心中悸动，大便偶稀，1 个月前因工作不顺，心情较差，每天自感心慌、心悸，大便每行都稀，体重下降明显，怀疑自己是肿瘤，到医院做检查，各项指标均正常。

刻下症：心中悸动，情绪低落，食欲尚可，睡眠尚可，大便稀，1 日 1~2 行，小便正常，面色少华，消瘦，舌质淡红，舌中部苔淡黄腻，脉弦滑。

个人史：平素心思重，敏感。

【诊断原则】

1. 整体审察

局部病状、全身情况、实验室检查：心中悸动，体重下降明显，消瘦，食欲尚可，睡眠尚可，大便 1 日 1~2 行，每次都稀，小便正常，面色少华，舌质淡红，舌中部苔淡黄腻，脉弦滑，实验室检查各项指标均正常。

疾病与性别、年龄、季节、情绪、性格的相关情况：青年女性，正值春天，主生发的季节，工作不顺，心情较差，情志不舒，平素心思重，敏感。

2. 四诊合参

望诊：面色少华，体瘦，舌质淡红，舌中部苔淡黄腻。

闻诊：无。

问诊：心中悸动，情绪低落，睡眠尚可，食欲尚可，大便1日1~2行，每行都稀，小便正常，1年前有心悸、便稀病史，1个月前因工作不顺，心情较差引起心悸、便稀症状加重，导致体重也减，平素心思重，敏感。

切诊：脉弦滑。

【诊断原理】

1. 以常达变

正常表现：食欲尚可，睡眠尚可，小便正常，舌质淡红，说明对脾胃、睡眠、小便的影响不大，是正常表现。

异常情况：患者年轻气血充盛，滑脉是正常脉象，结合大便稀，滑脉主痰湿，也属于异常脉象；综合分析，心中悸动，大便稀，体重下降明显，消瘦，大便稀，舌中部苔黄腻，脉弦滑，是异常情况。

病名：病程较长，由心绪不佳使得心悸加重，以心中悸动为主症，伴大便稀，消瘦，体重下降，面色少华，中医病名是心悸。

2. 司外揣内

心悸1年余，结合消瘦，面色少华，大便稀，依据藏象理论，病位在心，与心脾有关。

3. 审症求因

心悸1年余，结合消瘦，面色少华，大便稀，日1~2次，舌中部苔黄腻，与气血不足、痰湿内停有关。

【病因理论】

1. 问诊求因

发病在春季，在五脏应肝，情绪低落容易气郁，造成肝气郁滞；平素心思重，敏感容易伤心脾，通过问诊获得的病因是肝气郁滞、心脾不足。

2. 审症求因

通过审症获得的病因是气血不足，痰湿内停。

【病机理论】

患者为七情所伤，平素心思重，忧思不解，心气郁结，气血暗耗，"脾在志为思"，思虑太过易伤脾，致气血不足，兼之工作不顺，心情较差容易气郁，发病在春季，在五脏应肝，造成肝气郁滞。气血不足，不能养脾，肌肉失养则消瘦，脾气虚升清无力，水湿失于运化，湿浊停聚则大便稀；气血不足，不能养心则心悸；血不养肝，肝失条达，则情绪低落；患者先有脾气不足，后有肝气郁滞，肝郁乘脾，加重脾虚湿聚之象，故从大便偶尔偏稀到出现大便每天都稀，且最多2次的情况；苔淡黄腻为湿浊停聚之象；脉弦滑为肝郁夹湿之象。

综合以上分析，病位在心，病变与肝、脾、胃关系密切，属本虚标实，心脾气血不足为本，肝郁气滞湿停为标，病机是心气血两虚。

【辨证方法】

依据八纲辨证理论为里证、虚多实少证，属于内伤杂病的范畴，进一步使用脏腑辨证理论为心气血不足，兼肝郁脾虚湿停证。

1. 八纲辨证辨为里证、虚多实少证依据

辨里证：无恶寒发热并见的表证、无寒热往来的半表半里证，病位在心，心脏、肝脏、脾脏的症状表现突出，符合里证特点。

辨虚多实少证：心中悸动、面色少华、大便稀、消瘦，为虚证；情绪低落为肝郁，苔淡黄腻为湿热之象，为实证；虚证多而实证少。

2. 脏腑辨证辨为心气血不足，兼肝郁脾虚湿停证依据

辨心脾气血不足证：患者以心悸为主症，伴面色少华、大便稀、消瘦，为心脾两虚之象。

肝郁脾虚湿停证：情绪低落、脉弦，为肝郁之证；舌中部苔淡黄腻为湿浊停聚中焦之象，脉弦滑为肝郁夹湿之象。

综观症、舌、脉表现，病位在心，病变与肝、脾、胃关系密切，属虚多实少证，为本虚标实，心脾气血不足为本，肝郁气滞湿停为标；证名是心气血不足，兼肝郁脾虚湿停。

【治疗理论】

以"治标与治本""扶正祛邪""调理脏腑"为总则，属里证、虚多实少证，为本虚标实，本着"标本兼治""实则泻之""虚则补之""顺应心、肝、脾的生理特性""心、肝、脾同治"的原则，补虚为主，泻实为辅，八法中采用补法、和法、消法三法，具体治法为补益气血，疏肝健脾，祛除湿浊。

【中药理论】

病案的处方应体现治法，即补益气血，疏肝健脾，祛除湿浊。依据药性理论选取中药：四气应选用偏寒、偏温调气血；五味选用辛能散，苦能入心，降泄燥湿，酸能入肝生津，甘能入脾补益，使甘寒能生津，甘温能益气；药选归心、肝、脾、胃经；药选偏于升浮之品，有利于补益心，使气血入心，以止心悸。

【方药分析】

1. 处方资料

醋柴胡 10 克，陈皮 10 克，郁金 10 克，生地黄 15 克，麦冬 20 克，天冬 20 克，炙甘草 20 克，炒白芍 10 克，桂枝 12 克，五味子 10 克，车前子[包煎] 10 克，炒苍术 10 克，炒白术 10 克，防风 10 克，广藿香 10 克，泽泻 10 克，14 剂，水煎服，日 2 次。

2. 方药的选取

患者属虚多实少证，补虚为主，泻实次之，辨证为心气血不足，兼肝郁脾虚湿停证，治疗时以补益心脾气血为主，疏肝解郁祛湿为辅，具体治法为补益气血，疏肝解郁，祛除湿浊，方以炙甘草汤合痛泻要方加减。

炙甘草汤（又名复脉汤）出自《伤寒论》，主治阴血不足、阳气虚弱的心动悸、脉结代证，由炙甘草、生姜、人参、生地黄、桂枝、阿胶、麦冬、火麻仁、大枣、清酒组成，具有滋阴养血、益气温阳、复脉定悸的作用。处方中选用生地黄、炙甘草、麦冬、白芍、桂枝以益气养阴。

痛泻要方出自《丹溪心法》，主治脾虚肝郁之痛泻证，由炒白术、炒芍药、炒陈皮、防风组成，具有补脾柔肝、祛湿止泻之功，全方选用。

患者脾虚湿浊停聚造成腹泻，使得气血生化不足无以养心和身体，肝郁又加重脾虚之象，故治疗要加重健脾祛湿止泻之力。

3. 处方分析

生地黄、麦冬、天冬、炒白芍性味甘寒，能补阴血，炙甘草、炒白术、桂枝味甘温，能补气，五味子酸能生津，甘温益气，能补气阴；醋柴胡、郁金、防风味辛，归肝经，能疏肝解郁；防风、炒苍术、炒白术、广藿香、车前子、泽泻、陈皮能祛湿止泻，其中防风味辛能升散，归脾经，能升清阳、祛湿止泻，所谓"风能胜湿"之意，广藿香、炒苍术味辛香，性温，归脾经，能芳香醒脾化湿，炒苍术、炒白术味苦，归脾经，能燥湿健脾，车前子、泽泻味淡，能淡渗利湿；陈皮辛苦而温，归脾经，能理气燥湿，醒脾和胃。诸药配合，补而不滋腻，泻而不伤正，达到补益气血，疏肝解郁，祛除湿浊的目的。

【预防理论】

保持心情愉快，避免情志刺激以及思虑过度，每天慢跑半小时以上，以微微出汗为度，有利于调畅气机，使得肝气舒、脾气旺、气血生、湿气除、心得补。

【按语】

1. 患者从大便偶稀发展至大便稀天天如此，说明湿邪日盛，原因是患者脾胃虚弱，饮食积滞不化造成的痰饮积聚在肠腑，小肠为"受盛之官"，大肠为"传导之官"，一旦肠腑发生病变，小肠"化物"不能，必然大肠"变化"无权，于是肠曲盘旋之处易形成积滞痰饮。因此必须要祛除盘踞在肠腑的痰饮积滞，才能使肠腑功能恢复正常，本着六腑以通为用的原则，治疗时可以采用消法、下法，病案泄泻不重，只采取了消法。

2. 患者湿邪为患，湿为阴邪，在人体停留日久，必然会伤及人体正气，而且湿邪为患，患者大便稀最多每日2次，久则也会伤气伤阴，因此湿邪必须祛除，所谓"邪去则正安"，也可以说"消即是补"。

脾胃虚弱、宗气不足证案例

【病情资料】

王某，女，42岁，2020年11月10日初诊。

主诉：心悸 5 年，加重伴胸闷 1 个月。

现病史：患者平素体弱，纳食量少，不耐劳作，5 年前劳累后出现心悸，一直服中药调养，症状时轻时重，经前、经后容易头痛，经期心悸加重，近期 1 个月感冒 2 次，感冒时心胸憋闷，左侧肩臂内侧麻胀不适，心胸一紧则头痛，手麻、头麻，天天如此，下午更重，需吸氧、休息方可缓解，食欲更差，食后不消。

刻下症：心中悸动不安，心胸有刺痛感，可放射至左肩背，手、面部麻木，失眠，烦躁，噩梦频多，易惊醒，面色少华，精神疲倦，少气懒言，声低语怯，说话多时则胸闷、头痛加重，纳食不香，正值经行第 2 天，月经量少，色红，无血块，白带不多，二便正常，舌质淡，苔淡黄厚腻，脉细弱无力。

月经史：月经正常，经期五天，月经量偏少。

实验室检查：B 超示三尖瓣返流。

【诊断原则】

1. 整体审察

局部病状、全身情况、实验室检查：心中悸动不安，心胸有刺痛感，可放射至左肩背，手、面部麻木，失眠，烦躁，噩梦频多，易惊醒，面色少华，精神疲倦，少气懒言，声低语怯，说话多时则胸闷、头痛加重，纳食不香，正值经行第 2 天，月经量少，色红，无血块，白带不多，大小便正常，舌质淡，苔淡黄厚腻，脉细弱无力，B 超示三尖瓣返流。

疾病与性别、年龄、体质、饮食、外感、劳累、月经的相关情况：中年女性，平素体弱，不耐劳作，纳食量少，感冒、劳累、月经会加重心悸，表现出心胸憋闷、头痛、全身麻木等经络不畅的情况。

2. 四诊合参

望诊：面色少华，精神疲倦，舌质淡，苔淡黄厚腻，B 超示三尖瓣返流。

闻诊：声低语怯。

问诊：头痛，面部麻木，心悸，胸闷，心胸刺痛可放射至左肩背，手麻，少气懒言，说话多时则上述症状加重，失眠，烦躁，噩梦频多，易惊醒，食量少，纳食不香，正值经行第 2 天，月经量少，色红，无血块，白带不多，二便正常，平素体弱，纳食量少，不耐劳作，月经量偏少，5 年前因劳累引起，下午尤甚，经行前后、感冒容易加重头痛、胸闷、胸痛、心悸、手麻、头麻，需吸氧、休息方可缓解，感冒后食欲更差，食后不消。

切诊：脉细弱无力。

【诊断原理】

1. 以常达变

正常表现：月经色红，无血块，白带不多，二便正常，说明对女性月经的颜色、质地，白带，大小便影响不大，是正常表现。

异常情况：患者年轻女性，脉势较男性弱，脉形较细小，均是正常生理变异，脉细软是正常脉象；结合正值经期、血液排出之际，以及平素体弱，纳食量少，不耐劳作的情况，脉细主虚证，脉细无力也属于异常脉象；再结合舌苔厚腻，脉细又主湿浊停聚证，也属于异常脉象。综合分析，心悸，胸闷，心胸刺痛感，放射至左肩背，头痛，手、面部麻木，失眠，烦躁，噩梦频多，易惊醒，面色少华，精神疲倦，少气懒言，声低语怯，感冒、经期、说话多时则胸闷、头痛加重，食量少，纳食不香，月经量少，舌质淡，苔淡黄厚腻，脉细弱无力，是异常情况。

病名：病程长，由劳累诱发，以心中悸动为主症，伴胸闷，心胸刺痛感，头痛，手、面部麻木，感冒、经期、说话多诸症加重，中医病名是心悸。

2. 司外揣内

心悸 5 年，加重伴胸闷 1 个月，病位在心。结合平素食量少，纳食不香，与脾胃气虚有关；烦躁，噩梦频多，易惊醒与肝胆有关。依据藏象理论，病位在心，与心、脾、胃、肝、胆有关。

3. 审症求因

精神疲倦，少气懒言，1 个月感冒两次，面色少华，舌质淡，脉细弱无力，与气虚有关，是气虚证的主要临床表现；心中悸动不安，心胸有刺痛感，可放射至左肩背，手、面部麻木，说话多时则胸闷、头痛加重，声低语怯，脉细弱无力，与宗气不足有关；平素食量少，纳食不香，舌质淡，与脾胃气虚有关；失眠，烦躁，噩梦频多，易惊醒，与肝胆有关；感冒时邪气侵袭人体，邪正相争不断消耗人体正气，宗气耗损则贯心脉、行气血的功能更加不足，表现出心胸憋闷，左侧肩臂内侧麻胀不适，心胸一紧则头痛、头麻、手麻，脾胃之气耗损则腐熟纳运化的功能更加不足，表现出食欲更差，食后不消；经前、经后容易头痛，经期心悸加重，月经量偏少与肝血不足有关；苔淡黄厚腻为湿热停聚之象；三尖瓣返流属瓣膜关闭无力，为气血不足之象。

综合分析，心悸伴胸闷与气血亏虚、宗气不足有关。

【病因理论】

1. 问诊求因

患者平素体弱，纳食量少，脾胃气虚证表现明显，劳则气耗，劳作后会加重气虚，通过问诊获得的病因是平素体弱，脾胃气虚。

2. 审症求因

通过审症获得的病因是气血亏虚，宗气不足。

【病机理论】

宗气积于胸中，属后天之气，它的来源是脾胃运化的水谷精气与肺从自然界中吸入的清气，两者结合生成，患者平素体弱，纳食量少，脾胃气虚证表现明显，同时也影响了宗气的生成，因此气的推动、防御、气化、营养等作用以及宗气贯心脉行血气、走息道行呼吸的生理功能均受影响。

患者平素体弱，脾胃虚弱，影响宗气的生成，宗气不足则出现心中悸动不安，心胸有刺痛感，可放射至左肩背，手、面部麻木，少气懒言，声低语怯，脉细弱无力；经前血壅聚于下，肝所藏血量减少，肝血不足，肝郁不舒，经络不畅，不通则痛，表现出经前头痛；经期血聚于下，心血更加不足，心失所养，则心悸加重；经后血少，人体气血不足，经脉空虚，不荣则痛，故表现出经后容易头痛，心胸刺痛，可放射至左肩背，心悸加重；《黄帝内经》云"正气存内、邪不可干""邪之所凑、其气必虚"，患者气血不足，容易感冒，外邪侵袭人体，损害正气，心之气血不足更甚，故心胸憋闷甚至痛；心气血不足，手少阴心经循经所过之处经络不畅，故左侧肩臂内侧出现麻胀不适，心胸一紧则头痛，手麻、头麻；气血不足，心神失养，胆气不足故失眠、烦躁、噩梦频多、易惊醒；劳则耗气，故劳累后心悸；感冒、说话多时则胸闷、头痛加重；脾气不足故食量少、纳食不香；气虚卫外不固，肌表不密，腠理疏松，故易于感冒；脾气虚弱生血无力，导致血少，加上气虚无力推动营血上荣，气血的荣养作用减弱，故舌质淡、面色无华；苔淡黄厚腻为痰湿积滞、郁积化热之象；脉细弱无力为气血不足之象，脉细又有痰湿停聚、气血运行不利之象；三尖瓣返流显示瓣膜关闭无力，为气血不足之象。

综合以上分析，病位在心，病变与脾胃关系密切，涉及肝胆，属本虚标实，脾胃虚弱、气血亏虚、宗气不足为本，痰湿积滞、郁积化热为标，病机是宗气不足。

【辨证方法】

依据八纲辨证理论为里证、虚多实少证，属于内伤杂病的范畴，进一步使用脏腑辨证理论为脾胃虚弱、心气血亏虚、宗气不足，兼痰湿内停、郁积化热证。

1. 八纲辨证辨为里证、虚多实少证依据

辨里证：无恶寒发热并见的表证、无寒热往来的半表半里证，病位在心，心脏、脾脏的症状表现突出，符合里证特点。

辨虚多实少证：患者感冒、经期、说话多时则胸闷、头痛加重，同时伴有面色少华、精神疲倦、少气懒言、声低语怯、食量少、纳食不香、月经量少、舌质淡、脉细弱无力，为虚证；经前头痛、苔淡黄腻，是湿热之象，为实证。综合以上分析，虚证多实证少。

2. 脏腑辨证辨为脾胃虚弱、心气血亏虚、宗气不足，兼痰湿内停、郁积化热证依据

辨宗气不足证：患者以心悸、胸闷为主症，伴胸痛、可放射至左肩背，手部和面部麻木、精神疲倦、少气懒言、声低语怯、舌质淡、脉细弱无力、三尖瓣返流，为宗气不足之象。

辨脾气不足证：面色少华、食量少、纳食不香，为脾气不足之象。

辨气血不足证：感冒、经期、说话多时则胸闷、头痛加重，为气血不足之象。

辨痰湿内停：苔淡黄厚腻、脉细，为痰湿积滞、郁积化热、气血不畅之象。

综观症、舌、脉表现，病位在心，病变与脾胃关系密切，涉及肝胆，

属里证、虚多实少证，为本虚标实，脾胃虚弱、气血亏虚、宗气不足为本，痰湿积滞、郁积化热为标，本虚为重，标实为轻；证名是脾胃虚弱，心气血亏虚，宗气不足。

【治疗理论】

以"治标与治本""扶正祛邪""调理脏腑"为总则，属里证、虚多实少证，为本虚标实，本着"标本兼治""实则泻之""虚则补之""顺应心脾的生理特性""心脾同治"的原则，以补虚为主，祛邪为辅，八法中采用补法、消法二法。具体治法为补益心脾，益气养血，兼行气祛湿。

【中药理论】

病案的处方应体现治法，即补益心脾，益气养血，兼行气祛湿。依据药性理论选取中药：四气应选用平性偏温之品；五味选用辛能理气，甘能入脾补益，使甘寒能生津补阴血，甘温能益气；药选归心、脾、胃经；药选偏于升浮之品，有利于益脾补心，使气血入心，以止心悸、胸闷。

【方药分析】

1. 处方资料

党参 15 克，炙黄芪 30 克，茯苓 10 克，炒白术 10 克，阿胶珠^{烊化}10 克，饴糖^{烊化}20 克，炙甘草 15 克，桂枝 10 克，白芍 10 克，天麻 10 克，丹参 15 克，砂仁^{后下}6 克，龙眼肉 10 克，生姜^{自备}2 片，大枣^{自备}3 枚，14 剂，水煎服，日 2 次。

2. 方药的选取

患者属本虚标实，脾胃虚弱、气血亏虚、宗气不足为本，痰湿积滞、郁积化热为标，本虚为重，标实为轻。治疗时补益脾胃之气，促进气血的化生，扶助宗气的生成，从而发挥宗气走息道以行呼吸、贯心脉以行气血的生理功能。同时气行则痰湿积滞得消，自然不会郁积化热。因此以补益脾胃、补益气血、扶助宗气为主，祛邪为辅，具体治法为补益心脾，益气养血，兼行气祛湿，方以小建中汤、炙甘草汤、归脾汤加减。

小建中汤出自《伤寒论》，其条文中"伤寒二三日，心中悸而烦者，小建中汤主之"，就是心虚病人得外感病的治疗方剂，由桂枝、炙甘草、大枣、芍药、生姜、阿胶、饴糖组成，能补心脾气血在里之虚，加强营卫抵御外邪的作用，有"虚人伤寒建其中"之说，处方中六药均选入。

炙甘草汤为心之气血不足，心动悸、脉结代而设，由炙甘草、生姜、人参、生地黄、桂枝、阿胶、麦冬、火麻仁、大枣、清酒组成，具有补益气血、复脉定悸的作用。处方中用党参、阿胶、炙甘草、桂枝以补气血，通心脉。

心之气血的补充、宗气的充盛依赖脾运化水谷能力，因此选用归脾汤。此方出自《济生方》，主治心脾气血两虚证，由白术、茯神、黄芪、龙眼肉、炒酸枣仁、人参、木香、当归、炙甘草、远志、生姜、大枣组成，具有益气补血、健脾养心的作用，非常符合本病案。处方中用白术、茯苓、黄芪、龙眼肉以益气健脾养血。

3. 处方分析

党参、炙黄芪、茯苓、炒白术、阿胶珠、饴糖、炙甘草、龙眼肉味甘，归心、脾经，能补益心脾气血；桂枝、白芍、生姜、大枣、炙甘草调和营卫、调和气血；天麻针对经络不通、肢体麻木有很好通经络之功；经络气血不通，血液运行迟缓容易郁滞，丹参入心、肝，有活血化瘀、通经止痛之功；砂仁古人称为"醒脾调胃要药"，其辛散温通、气味芳香，有醒脾开胃、行气化湿之功，使补而不滞，兼能祛邪；丹参与砂仁相配使气行血畅，气血调和。诸药配伍，使得气血得补，宗气得充，外御邪气而无外感，内助心胸而不心悸胸闷。

【预防理论】

1. 由于宗气的来源是脾胃运化的水谷精气与肺从自然界中吸入的清气，两者结合生成，因此鼓励患者能更多地呼吸新鲜空气，以助宗气生成。

2. 患者应以休息为主，避免过劳耗伤心气，以及情志刺激影响心情，导致气郁而加重心悸、胸闷。

3. 患者脾胃素虚，可用食疗方以健脾补气，如将山药、炒薏苡仁、莲子肉、龙眼肉、芡实、大枣等熬粥。

【按语】

患者辨证虽然是脾胃虚弱、宗气不足证，实际上，宗气不足是脾胃虚弱导致的，因此治疗时主要是通过补益脾胃之气，来促进气血的化生，以达到扶助宗气生成的目的。

不　寐

昼夜颠倒、阴虚内热证案例

【病情资料】

许某，男，32岁，2019年9月4日初诊。

主诉：失眠伴脱发5年。

现病史：患者酒吧工作7年多，昼夜颠倒，5年前逐渐出现失眠症状，且发现脱发，头顶头发稀疏，1年前辞去酒吧工作，现工作时间是朝九晚五，但情况仍未改善。

刻下症：患者入睡困难，睡时易醒，醒后难于入睡，多梦，白天易困乏力，睡时汗出，身体燥热，手心出汗，心烦易怒，脱发，耳鸣，时有腰酸腰痛，纳食正常，大便不畅，小便正常，舌尖红，苔少，脉弦细略滑。

【诊断原则】

1. 整体审察

局部病状、全身情况：入睡困难，睡时易醒，醒后难于入睡，多梦，白天易困乏力，睡时汗出，身体燥热，手心出汗，心烦易怒，脱发，头顶头发稀疏，耳鸣，时有腰酸、腰痛，纳食正常，大便不畅，小便正常，舌尖红，苔少，脉弦细略滑。

疾病与性别、年龄、睡眠的相关情况：青年男性，睡眠昼夜颠倒。

2. 四诊合参

望诊：头顶头发稀疏，舌尖红，苔少。

闻诊：无。

问诊：身体燥热，睡时汗出，手心出汗，脱发，耳鸣，失眠表现为入睡困难、睡时易醒、醒后难于入睡、多梦，白天易困乏力，急躁易怒，时有腰酸腰痛，纳食正常，大便不畅，小便正常，酒吧工作多年，昼夜颠倒引起。

切诊：脉弦细略滑。

【诊断原理】

1. 以常达变

正常表现：纳食正常，小便正常，说明脾胃功能正常，未影响小便，是正常表现。

异常情况：患者年轻气血充盛，滑脉是正常脉象，结合睡时汗出，心烦易怒，手心出汗，舌尖红，苔少，滑脉也是有热的异常脉象；综合分析，入睡困难，睡时易醒，醒后难于入睡，多梦，白天易困乏力，睡时汗出，身体燥热，手心出汗，心烦易怒，脱发，耳鸣，时有腰酸腰痛，大便不畅，舌尖红，苔少，脉弦细略滑，是异常情况。

病名：病程长，由于工作原因，昼夜颠倒引起，主诉失眠，以入睡困难、睡时易醒、醒后难于入睡为主症，伴多梦，白天易困乏力，睡时汗出，中医病名是不寐。

2. 司外揣内

失眠伴脱发 5 年，结合心烦易怒，多梦，与心、肝有关；依据《素问·六节藏象论》"肾者主蛰，封藏之本，精之处也，其华在发"，脱发与肾精不足、血少有关，结合耳鸣，时有腰酸腰痛，与肾有关。依据藏象理论，病位在心，与心、肝、肾有关。

3. 审症求因

失眠伴脱发，结合盗汗、身体燥热、手心出汗、舌尖红、苔少、脉细滑，为阴虚内热之象；心阴不足，心火内扰，心神不安则入睡困难，睡时易醒，醒后难于入睡，心烦，白天易困乏力；肝阴血不足，魂不守舍则多梦，易怒，大便不畅，脉弦；肾阴不足则脱发，耳鸣，时有腰酸、腰痛。综合分析，失眠与阴虚内热有关。

【病因理论】

1. 问诊求因

《素问·上古天真论》："食饮有节，起居有常，不妄作劳，故能形与神俱，而尽终其天年，度百岁乃去。"夜间工作，没有顺应自然，必然会消耗气血，损伤脏腑，心神失养，通过问诊获得的病因是昼夜颠倒，心神失养。

2. 审症求因

通过审症获得的病因是阴虚内热。

【病机理论】

失眠主要是由于心、肝、肾阴虚，心神失养所致。患者昼夜颠倒，夜间工作，使得血不能归于肝中贮藏，肝阴血不足。肝主疏泄，调畅全身气机，张锡纯在《医学衷中参西录》中指出"肝气能上达，故能助心气之宣通"，"肝气能下达，故能助肾气之疏泄"。肝阴血不足，肝失条达，不能协助肾水上升以济心火，阴虚则火旺，心火偏亢，则神不守舍，失眠发生，出现入睡困难、睡时易醒、醒后难于入睡、多梦、白天易困乏力的现象；肝肾同源，肝阴血不足，久之损伤肾精，出现脱发的精血亏虚之象；心烦易怒，耳鸣，时有腰酸、腰痛，睡时汗出，身体燥热，手心出汗，舌尖红，苔少，脉弦细略滑，为心、肝、肾阴虚内热之象；肝疏泄失调，气机不畅，则易怒，大便不畅。综合以上分析，病位在心，病变与肝、肾关系密切，属本虚标实，心、肝、肾阴虚为本，肝郁气滞、虚热内扰为标，病机为阴虚内热，心神不安。

【辨证方法】

依据八纲辨证理论为里虚热证，属于内伤杂病的范畴，进一步使用脏腑辨证理论为心肝肾阴虚内热、虚热内扰、肝郁气滞证。

1. 八纲辨证辨为里虚热证依据

辨里证：无新起恶寒发热并见、无寒热往来表现，病位在心，心脏、肝脏、肾脏的症状表现突出，符合里证特点。

辨虚热证：睡时汗出、身体燥热、手心出汗、舌尖红、苔少、脉细，是阴虚内热之象。

2. 脏腑辨证辨为心肝肾阴虚内热、虚热内扰、肝郁气滞证依据

辨心肾阴虚证：患者以失眠、脱发为主症，表现有心烦、入睡困难、睡时易醒、醒后难于入睡、白天易困乏力、耳鸣、时有腰酸、腰痛、睡时汗出、身体燥热、手心出汗、舌尖红、苔少、脉细略滑，为心肾阴虚、虚

热内扰之象。

辨肝阴虚、肝郁气滞证：易怒、多梦、大便不畅、脉弦细，为肝阴不足、肝郁气滞之象。

综观症、舌、脉表现，病位在心，病变与肝、肾关系密切，属里虚热证，为本虚标实，以心、肝、肾阴虚为本，肝郁气滞、虚热内扰为标，证名是阴虚内热、心神不安。

【治疗理论】

以"治标与治本""调理脏腑"为总则，属里虚热证，为本虚标实，本着"标本兼治""热者寒之""虚则补之""实则泻之""顺应心、肝、肾的生理特性""心、肝、肾同治"的原则，八法中采用补法、清法、消法三法。具体治法为养心除热安神，滋补肝肾阴血，疏肝理气解郁。

【中药理论】

病案的处方应体现治法，即养心除热安神，滋补肝肾阴血，疏肝理气解郁。依据药性理论选取中药：四气应选用偏寒，寒能清热；五味选用辛能散、能升，苦能能降泄，甘能补益；药选归心、肝、肾经；药选沉降之品使阳气下潜入阴，以利睡眠。

【方药分析】

1. 处方资料

醋柴胡 10 克，川楝子 6 克，生地黄 15 克，白芍 10 克，熟地黄 20 克，天冬 10 克，麦冬 10 克，玄参 15 克，夏枯草 20 克，法半夏 9 克，石菖蒲 10 克，远志 10 克，浮小麦 20 克，煅牡蛎^{先煎}15 克，北沙参 12 克，当归 10 克，枸杞子 15 克，7 剂，水煎服，日 2 次。

2. 方药的选取

患者属里虚热证，为本虚标实，辨为阴虚内热心神不安证，治疗以补虚为主，祛邪为辅，具体治法为养心除热安神，滋补肝肾阴血，疏肝理气解郁，方以一贯煎合半夏、夏枯草加减。

一贯煎出自《续名医类案》，主治肝肾阴虚、肝气郁滞证，由北沙参、麦冬、当归身、生地黄、枸杞子、川楝子组成，具有滋阴疏肝的作用，全方药物均选入以滋补肝肾、疏肝解郁。

半夏、夏枯草治疗失眠，最早见于王肯堂《重订灵兰要览》："从来不寐之证，前人皆以心肾不交治也，投剂无效。窃思阴阳违和，二气亦不交。椿田每用制半夏、夏枯草各五钱，取阴阳相配之义，浓煎长流水，竟覆杯而卧。"夏枯草乃至阴之体，得纯阳之气方可生长，夏至之后，阴气日渐隆盛，阴不得阳助，而致其枯萎。半夏古人谓夏至一阴生，此时阴寒之气开始滋生萌动，此药生于夏至左右，半夏得阴寒之气的滋养才得以生长，不寐时使用半夏、夏枯草主要取其生长特性，具有交通阴阳之功。

处方加醋柴胡、白芍、熟地黄、天冬、玄参、石菖蒲、远志、浮小麦、煅牡蛎加强养阴疏肝、敛汗安神之功。

3. 处方分析

夏枯草、法半夏、石菖蒲、远志顺应自然，阴阳交通，促进睡眠；熟地黄、枸杞子、当归、生地黄、白芍、玄参、麦冬、天冬、浮小麦味甘，能补心、肝、肾的阴血，其中生地黄、白芍、玄参、麦冬、天冬性寒能滋阴清热；醋柴胡、川楝子、夏枯草性味辛苦寒，归肝经，能疏肝解郁清热，与补阴血药物配合，疏肝清热不伤肝，补益肝肾不滋腻；浮小麦、牡蛎能补养心阴，收敛止汗，其中牡蛎咸寒质重能降，重镇安神，与滋阴清热药物配合，能加强滋阴降火之功，与夏枯草、法半夏、石菖蒲、远志配合能促进阳入于阴的作用。诸药配伍患者阴血得补，肝郁得解，虚火得降，阳入于阴，魂神归舍，阴平阳秘，气血调和，脏腑功能恢复正常，则睡眠改善。

【预防理论】

作息要有规律。从晚上 7 点到第 2 天早晨 7 点都是睡觉时间，最长可长达 12 小时，最短不少于 8 小时，符合"日出而作，日入而息"的作息规律，保证正常睡眠时间，顺应自然，使得人体阴阳平衡，对健康有益。

【按语】

患者脱发与肾精血不足、阴虚火旺有关，发为血之余，精能生血，精血不足，内燥伤及头发根，出现脱发，治疗需滋阴润燥以养发根，清热降火以防火热之邪耗气伤阴，更伤发根，病案处方中的药物能补益肝肾，滋阴清热，达到补养发根的目的。

子时不睡、心肝脾虚证案例

【病情资料】

陈某，女，33 岁，2019 年 6 月 5 日初诊。

主诉：失眠 3 月余。

现病史：2017 年、2018 年经常工作到凌晨 2 点以后才能睡觉，3 个月前出现入睡困难。

刻下症：指甲凹凸不平，面色不华，纳食尚可，二便正常，白带多色黄，舌质红，苔薄，脉弦细，寸脉滑。

个人史：平素急躁易怒，心思较重。

【诊断原则】

1. 整体审察

局部病状、全身情况：入睡困难，指甲凹凸不平，面色不华，纳食尚可，二便正常，白带多色黄，舌质红，苔薄，脉弦细，寸脉滑。

疾病与性别、年龄、睡眠、性格的相关情况：青年女性，睡觉时间太晚损害身体，平素急躁易怒，心思较重。

2. 四诊合参

望诊：指甲凹凸不平，面色不华，舌质红，苔薄。

闻诊：无。

问诊：失眠表现为入睡困难，纳食尚可，二便正常，白带多色黄，2 年前经常凌晨 2 点以后睡觉引发，平素急躁易怒，心思较重。

切诊：脉弦细，寸脉滑。

【诊断原理】

1. 以常达变

正常表现：纳食尚可，二便正常，苔薄，说明邪气不甚，未影响脾胃功能和大小便，是正常表现。

异常情况：年轻女性，脉形较男性细小是正常生理变异，脉细是正常脉象，结合指甲凹凸不平，面色不华，脉细主虚证，也属于异常脉象；综合分析，入睡困难，指甲凹凸不平，面色不华，白带多色黄，舌质红，脉弦细，寸脉滑，是异常表现。

病名： 病程长，睡觉太晚引起，主诉失眠，以入睡困难为主症，中医病名是不寐。

2. 司外揣内

失眠 3 月余，病位与心有关，《素问·六节藏象论》中称肝者"其华在爪"，指甲凹凸不平与肝有关，白带多与湿有关，湿的产生与脾关系密切。依据藏象理论，病位在心，与心、肝、脾有关。

3. 审症求因

失眠，与阳不入阴有关。结合指甲凹凸不平、面色不华，脉弦细，与肝阴血不足有关；结合白带多色黄，与下焦湿热有关；舌质红、寸脉滑为里热之象。综合分析，失眠与阴血不足、湿热有关。

【病因理论】

1. 问诊求因

入睡太晚消耗气血、损伤脏腑，思虑太过伤心脾，急躁易怒助火伤肝，通过问诊获得的病因是入睡太晚、心思较重、急躁易怒导致心、肝、脾损伤，气血不足。

2. 审症求因

通过审症获得的病因是血虚、湿热。

【病机理论】

凌晨两点是十二时辰中的丑时，此时睡觉已经错过子时这个时段，而且丑时已经过半，子时、丑时是气血流注于胆经、肝经的时期，凌晨两点才入睡会对肝胆造成影响。《素问·六节藏象论》指出"凡十一脏取决于胆也"，子时胆经当令，胆属少阳，阳气开始生发，胆气生发起来，五脏六腑气机畅通，全身气血通畅，使得人动则血运于诸经，人静则血归于肝脏，若子时不睡，影响胆气生发，全身气血不畅，影响血液的输布运行，夜卧安静时，血液不能顺畅的归肝，肝长久得不到足量阴血的濡养，导致肝之阴血不足，肝阳偏盛，阳不入阴，出现失眠；丑时肝经当令，肝属厥阴，乃阴尽阳生之时，若丑时不睡，影响阴阳交接，造成阴阳失调，也会出现失眠。急躁易怒助火伤肝，肝血不足，爪甲失养，则指甲凹凸不平；思虑过度伤脾，肝火盛加重脾弱，造成脾运化水湿不利，湿浊化热则白带多而色黄；心脾两虚，心神失养则面色不华，失眠。综合以上分析，病位心，病变与肝关系密切，涉及脾，属本虚标实，肝、心、脾的不足为本，肝郁、湿热为标，病机为肝阴血不足，心脾两虚，兼湿热内蕴。

【辨证方法】

依据八纲辨证理论为里证、虚多实少证，属于内伤杂病的范畴，进一步使用脏腑辨证理论辨为心肝阴血不足、肝郁化火、湿热下注、心神失养证。

1. 八纲辨证辨为里证、虚多实少证依据

辨里证：无恶寒发热并见的表证，无寒热往来的半表半里证，病位在心，心脏、肝脏、脾脏的症状表现突出，符合里证特点。

辨虚多实少证：指甲凹凸不平、面色不华、脉细为虚证；白带多色黄、舌质红、寸脉滑是湿热之象，为实证。属虚证多实证少。

2. 脏腑辨证辨为心肝阴血不足、肝郁化火、湿热下注、心神失养证依据

辨心肝阴血不足、肝郁化火、心神失养证：患者以失眠为主症，伴面色不华、甲凹凸不平、急躁易怒、脉弦细、舌质红、寸脉滑，为心肝阴血不足、肝郁化火、心神失养之象。

辨湿热下注证：白带多、色黄为湿热下注之象。

综观症、舌、脉表现，病位在心，病变与肝关系密切，涉及脾，属虚多实少证，为本虚标实，心、肝、脾虚为本，肝郁、湿热为标，虚证为主，实证为辅，证名是心肝脾虚、肝郁化火、湿热下注、心神失养。

【治疗理论】

以"治标与治本""扶正祛邪""调理脏腑"为总则，属虚多实少证，为本虚标实，本着"标本兼治""热者寒之""寒者热之""虚则补之""实则泻之""顺应肝脾的生理特性""心、肝、脾同治"的原则，八法中采用补法、清法、和法、消法四法，以补法为主，具体治法为补血养肝，疏肝健脾，养心安神，兼清热祛湿。

【中药理论】

病案的处方应体现治法，即补血养肝，疏肝健脾，养心安神，兼清热祛湿。依据药性理论选取中药：四气应选用偏寒，寒能清热；五味选用辛能散、能升，苦能能降泄燥湿，酸能入肝，甘能入脾、能补益；药选归肝、脾、心经；药选沉降之品使阳气下潜入阴，以利睡眠。

【方药分析】

1. 处方资料

酸枣仁 20 克，生地黄 15 克，天冬 10 克，麦冬 10 克，知母 10 克，茯神 10 克，川芎 6 克，当归 10 克，白芍 10 克，郁金 10 克，炙甘草 6 克，夏枯草 15 克，法半夏 9 克，山茱萸 15 克，7 剂，水煎服，日 2 次。

2. 方药的选取

患者属虚多实少证，为本虚标实，辨证为心肝脾虚、肝郁化火、湿热下注、心神失养证，治疗以补心、肝、脾为主，以疏肝解郁、清热祛湿为辅，方以酸枣仁汤合加味逍遥丸加减。

酸枣仁汤出自《金匮要略》，主治肝血不足、虚热内扰之虚烦不眠证，由酸枣仁、甘草、知母、茯苓、川芎组成，具有养血安神、清热除烦的作用，全方选用。

加味逍遥散出自《内科摘要》，主治肝郁血虚内热证，由当归、芍药、茯苓、炒白术、柴胡、牡丹皮、炒栀子、炙甘草组成，具有养血健脾、疏肝清热的作用，恐柴胡太过升散伤肝阴改为郁金，郁金也可清热，故去掉牡丹皮、炒栀子，脾虚不重去掉白术。

3. 处方分析

酸枣仁、白芍、山茱萸味酸能生津补阴血，归肝经，能补肝体；生地黄、天冬、麦冬、知母甘寒生津补阴，助补肝体之功，当归、川芎、郁金归肝经，补血活血，能疏肝，二组药配合补肝体，疏肝解郁。茯神、炙甘草味甘能补益，归心、脾，能养心健脾，祛湿安神；知母、郁金苦寒能清热；夏枯草、法半夏交通阴阳。诸药配伍患者血虚得补，虚火得降，肝郁得解，湿祛脾健，阳入于阴，则睡眠改善。

【预防理论】

现在社会上，学生晚上要完成作业，工作后常加班，休闲时又熬夜上网娱乐，人们自觉或不自觉地延迟入睡时间、缩短睡眠时间，出现了睡眠不足、晚睡早起、晚睡晚起的现象，若子时未能睡眠，使得阳气不升，还容易耗伤人体的阳气，影响血液归于肝中贮藏，造成肝胆疏泄失常，容易出现肝胆疾病，因此应子时之前就开始睡觉，以保持不伤身体，才能获得健康。

【按语】

昼夜颠倒虚热内扰证、子时不睡心肝血虚证，两个病案中不良的生活习惯影响了肝藏血的生理功能，同时也影响肝主疏泄的生理功能。肝气的疏泄功能，对各脏腑经络之气升降出入运动的协调平衡起着重要的调节作用，如果肝失疏泄，气机升降出入不利，诸多疾病都可以出现，比如影响肺会出现呼吸系统疾病，影响心会出现心脑血管疾病，影响脾胃会出现消化系统疾病，等等。因此要时时护肝，不但要按时休息，还要按时吃早饭，以利于胆汁排泄。同时要保持情绪平稳，使肝气不郁，最好能达到恬淡虚无的状态，才能不伤肝。

年老出汗、阴阳两虚证案例

【病情资料】

黄某，女，65岁，2019年4月14日初诊。

主诉：失眠2个月。

现病史：患者2个月前突然睡不着觉，白天出汗，晚上出汗更甚，怀疑是甲状腺功能亢进，在医院做检查显示甲状腺正常。

刻下症：时睡时醒，昼夜出汗，夜间更甚，晨起有痰，胃脘部有灼热感，时泛恶欲吐，纳食尚可，尿少，腿时有浮肿，白天疲乏，口干，便秘，舌质红，有裂纹，苔淡黄，脉弦细。

【诊断原则】

1. 整体审察

局部病状、全身情况、实验室检查：失眠，时睡时醒，白天出汗，晚上出汗更甚，晨起有痰，胃脘部有灼热感，时泛恶欲吐，纳食尚可，尿少，腿时有浮肿，白天疲乏，口干，便秘，舌质红，有裂纹，苔淡黄，脉弦细，实验室检查甲状腺正常。

疾病与性别、年龄的相关情况：老年女性。

2. 四诊合参

望诊：舌质红，有裂纹，苔淡黄，实验室检查甲状腺正常。

闻诊：无。

问诊：2 个月前突然出现失眠，时睡时醒，白天出汗，晚上出汗更甚，晨起有痰，胃脘部有灼热感，时泛恶欲吐，纳食尚可，尿少，腿时有浮肿，白天疲乏，口干，便秘。

切诊：脉弦细。

【诊断原理】

1. 以常达变

正常表现：老年女性，纳食尚可，说明脾胃功能正常，是正常表现。

异常情况：女性脉形较男性细小属正常生理变异，细脉是正常脉象，结合白天出汗，晚上出汗更甚，细脉主气阴不足，也属于异常脉象；年老脉弦属于生理性退化，老年脉弦是正常脉象，但同时也是精血衰减、脉道失其濡养的表现；综合分析，患者时睡时醒，白天出汗，晚上出汗更甚，晨起有痰，欲吐，尿少，腿时有浮肿，胃脘部有灼热感，白天疲乏，口干，便秘，舌质红，有裂纹，苔淡黄，脉弦细，是失眠的异常情况。

病名：病程较长，由出汗引起，主诉失眠，以时睡易醒为主症，伴自汗，盗汗，中医病名是不寐。

2. 司外揣内

失眠 2 个月，心主神明，神安则寐，神不安则不寐，病位在心；胃不和则卧不安，结合胃脘部不适与胃有关；尿少，腿时有浮肿，与肾阳不足有关。综合分析，依据藏象理论，失眠病位在心，与胃、肾有关。

3. 审症求因

患者失眠，白天出汗，晚上出汗更甚，属气阴两虚，阴阳失调；晨起有痰，胃脘部有灼热感，时泛恶欲吐，与脾胃功能失常有关；尿少，腿时有浮肿，与肾阳不足有关；口干、便秘、舌质红、有裂纹、苔黄、脉弦细与阴虚有关；综合分析，失眠与气阴两虚、阴阳失调有关。

【病因理论】

1. 问诊求因

患者失眠 2 个月，结合年逾六旬，通过问诊获得的病因是年逾六旬，脏腑功能低下。

2. 审症求因

通过审症获得的病因是气阴两虚，阴阳失调。

【病机理论】

年过六旬，脏腑气血已衰，阴阳失调，阳不入阴则失眠；心的气阴不足，心神失养加重失眠；脾胃虚弱，痰浊阻碍阳入阴的道路也可导致失眠。

患者失眠伴有白天出汗，晚上出汗更甚，为气阴两虚之象。李中梓说："心之所藏，在内者为血，发于外者为汗，汗者心之液也。"昼夜出汗，使得心的气阴不足，心神失养则失眠。患者年过六旬，脏腑气血已衰，不断出汗加重肾阴阳两虚之象，肾阳气不足，蒸腾气化失司，津不上承则口干，水湿内停，蓄积膀胱则尿少，停聚于下则腿时有浮肿；阴液不足，口腔、肠道失润则口干、便秘。下元不足，无力摄纳心阳，心的气血不足，心阳无力下潜入阴，导致阳不入阴则失眠。脾胃功能失常，痰湿停聚阻碍阳入阴的道路，影响也会出现失眠。脑失所养则白天疲乏，胃气上逆则晨起有痰、时泛恶欲吐，胃脘部有灼热感、舌质红、有裂纹、苔淡黄为阴虚内热之象，脉弦为年老精血不足之象，脉细为气阴不足之象。综合以上分析，病位在心，病变与肾关系密切，涉及脾胃，属虚证，病机是阴阳两虚。

【辨证方法】

依据八纲辨证理论为里证、阴阳两虚证，属于内伤杂病的范畴，进一步使用脏腑辨证理论为心肾阴阳失调、胃阴不足、痰浊停聚证。

1. 八纲辨证辨为里证、阴阳两虚证依据

辨里证：无恶寒发热并见的表证，无寒热往来的半表半里证，病位在心，心脏、肾脏的症状表现突出，符合里证特点。

辨阴阳两虚证：昼夜出汗，夜间更甚，为气阴两虚，尿少、腿时有浮肿、白天疲乏为阳气不足之象；口干、舌质红、有裂纹、苔淡黄为阴虚有热之象。

2. 脏腑辨证辨为心肾阴阳失调、胃阴不足、痰浊停聚证依据

辨心肾阴阳失调证：患者以失眠为主症，昼夜出汗、脉细，为心气阴不足之象；白天疲乏、口干、尿少、腿时有浮肿，为肾阳不足之象。

辨胃阴不足证：胃脘部有灼热感、口干、时泛恶欲吐、便秘，舌质红、有裂纹、苔淡黄，为胃阴不足、胃气上逆之象。

辨痰浊停聚证：晨起有痰，为痰浊停聚之象。

综观症、舌、脉表现，病位在心，病变与肾关系密切，涉及脾胃，属阴阳两虚证，证名是心肾阴阳失调、脾胃虚弱。

【治疗理论】

以"调整阴阳""扶正祛邪""调理脏腑"为总则，属阴阳两虚证，本着"虚则补之""顺应心、肾、脾、胃的生理特性""心、肾、脾、胃同治"的原则，八法中采用补法、和法、消法三法。具体治法为补益气阴，调补心肾，调和脾胃。

【中药理论】

病案的处方应体现治法，即补益气阴，调补心肾，调和脾胃。依据药性理论选取中药：四气应选用偏寒、偏温调补阴阳；五味选用辛能发散，苦能降泄，酸能生津，甘能入脾补益，使辛甘化阳，甘温益气，甘寒生津，甘酸化阴；药选归心、肾、脾胃经；药选重镇、沉降之品使阳气下潜入阴，以利睡眠。

【方药分析】

1. 处方资料

桂枝 15 克，白芍 12 克，法半夏 9 克，佛手 12 克，浮小麦 30 克，生黄芪 20 克，当归 12 克，肉苁蓉 30 克，石菖蒲 10 克，远志 10 克，生龙骨^{先煎} 15，煅牡蛎^{先煎} 15 克，砂仁^{后下} 8 克，炙甘草 6 克，生姜^{自备} 3 片，大枣^{自备} 2 枚，7 剂，水煎服，日 2 次。

2. 方药的选取

患者属阴阳两虚证，辨证为心肾阴阳失调、脾胃虚弱证。治疗时以补

益气阴、调整阴阳、调和脾胃为法，方以桂枝加龙骨牡蛎汤加减。桂枝加龙骨牡蛎汤出自《金匮要略》，主治虚劳失精、阴阳两虚证，由桂枝、芍药、生姜、甘草、大枣、龙骨、牡蛎组成。方中用桂枝汤协调气血阴阳，加龙骨、牡蛎固摄阴精，潜阳入阴，使阳气能固摄，阴精不外泄，心肾得以交通，具有调和阴阳、固阴潜阳、交通心肾作用，全方药物全部选入。结合胃部不适的实际情况，想要桂枝加龙骨牡蛎汤中的药物发挥作用，需要加入法半夏、佛手、生黄芪、砂仁等调脾胃之品，以利于药物入胃，消化吸收。

3. 处方分析

法半夏、佛手、砂仁、煅牡蛎行气调胃止酸为先；桂枝汤（桂枝、白芍、生姜、甘草、大枣）调和营卫；生黄芪、浮小麦、当归、肉苁蓉味甘能补益，其中生黄芪味甘、微温、归脾，能补脾气，浮小麦、当归味甘、入心，能补心之气血，肉苁蓉味咸、归肾，能补肾阳，益精血，四药加强桂枝汤补益气血、调和阴阳的作用，同时能补益心、脾、肾；当归、肉苁蓉质润能滋阴润肠通便；石菖蒲、远志味辛能开，石菖蒲归心经，能开心窍，远志苦降，归心、肾经，能交通心神，二药合用能祛痰开窍、交通心肾；浮小麦、生龙骨、煅牡蛎、生黄芪止汗，同时生黄芪还有利尿消肿作用；龙骨、牡蛎质重可潜阳入阴，味涩能固摄阴精。诸药配伍，调和脾胃，补益气阴，补益心肾，使得阳能入阴，达到阴平阳秘的和谐状态。

【预防理论】

患者胃部不适，可以经常服用药食同源的粥方以健胃、养胃，如山药粥、莲子粥等，日常注意保护脾胃。

【按语】

胃部烧灼感，西医认为与胃中酸水过多有关，因此在处方调理脾胃的基础上，选用牡蛎能减少胃中酸水分泌过多，达到制酸止痛的目的。

第五章

肝胆系病证

肥　气

脾气不足、痰湿内停证案例

【病情资料】

张某，男，20岁，2018年10月6日初诊。

主诉： 脂肪肝9个月。

现病史： 患者今年1月份体胖，平素易乏力，去某军区总医院检查，转氨酶160U/L，B超示重度脂肪肝，口服降血脂药8个月，害怕有副作用遂停服，后自感右肋部隐痛，经体育训练后，从108公斤减至104公斤，B超仍示重度脂肪肝。

刻下症： 右胁肋部痛，乏力，纳食香，大小便正常，咽红，扁桃体Ⅱ度肿大，舌体胖，舌红，苔白腻，脉滑数。

个人史： 平素喜吃肥肉，运动少，睡觉时间晚，一般在凌晨1点钟以后入睡。

【诊断原则】

1. 整体审察

局部病状、全身情况、实验室检查： 右肋部隐痛，乏力，纳食香，大小便正常，咽红，扁桃体Ⅱ度肿大，舌体胖，舌红，苔白腻，脉滑数，实验室检查转氨酶160U/L，B超示重度脂肪肝。

疾病与性别、年龄、饮食、运动、体重、睡眠的相关情况： 青年男性，平素喜吃肥肉，运动少，身体肥胖，经体育训练后，减了 4 公斤，睡觉时间晚。

2. 四诊合参

望诊：咽红，扁桃体Ⅱ度肿大，舌体胖，舌红，苔白腻。

闻诊：无。

问诊：平素易乏力，自感右肋部隐痛，睡觉时间晚，纳食香，平素喜吃肥肉，大小便正常，因身体肥胖去体检发现转氨酶高，脂肪肝，平素运动少。

切诊：脉滑数。

【诊断原理】

1. 以常达变

正常表现：纳食香，大小便正常，说明胃腑功能正常，未影响大小便，是正常表现。

异常情况：患者年轻气血充盛，滑脉是正常脉象，结合身体肥胖，平素喜吃肥肉，咽红，扁桃体Ⅱ度肿大，舌体胖，舌红，苔白腻，滑脉主痰湿、食积、实热，也属于异常脉象；综合分析，重度脂肪肝，右肋部隐痛，身体肥胖，转氨酶高，乏力，咽红，扁桃体Ⅱ度肿大，舌体胖，舌红，苔白腻，脉滑数，是异常情况。

病名：由饮食不节、运动少引发，以脂肪肝为主诉，伴右肋部隐痛，符合腹内积块、固定不移的临床特征，西医称为脂肪肝，中医属于积证范畴，与《难经·五十六难》"肝之积，名曰肥气"描述相符，中医病名是肥气。

2. 司外揣内

发现脂肪肝 9 个月伴右肋部隐痛，《灵枢·邪气脏腑病形》："肝脉……微急为肥气，在胁下若覆杯。"两胁为足厥阴肝经和足少阳胆经的循行部位，肝胆又位于右肋部膈下末肋之内。依据藏象经络理论，脂肪肝、右肋痛与肝胆有关。

3. 审症求因

患者脂肪肝伴右肋部隐痛，《古今医鉴》中载有"夫胁痛者……或痰积流注于血，与血相搏，皆能为痛"，提出胁痛是痰湿与血壅聚的结果，结合身体肥胖、乏力、舌体胖、苔白腻，说明痰湿停聚，留滞于肝，可形成脂肪肝，痰湿阻滞，不通则痛，也可造成胁肋痛；患者咽红、扁桃体Ⅱ度肿大，舌红，脉滑数，说明肺胃有热。综合分析，脂肪肝、右肋部隐痛与痰湿有关。

【病因理论】

1. 问诊求因

患者过食肥肉，久则导致脾的运化功能受损变生膏脂，兼之入睡时间太晚，导致肝失疏泄，进而影响脾运化水谷、化生精微的功能，水湿痰饮停聚与膏脂互结，结于肝，通过问诊获得的病因是平素喜吃肥肉、运动少、睡眠时间晚引起痰湿、膏脂结聚。

2. 审症求因

通过审症，脂肪肝与痰湿有关。

【病机理论】

人体对食物的消化吸收和水谷精微的生成、转输有赖于肝主疏泄和脾主运化的功能正常，患者过食肥肉，久则导致脾的运化功能受损变生膏脂，兼之入睡时间太晚，使得不能实现"人卧血归于肝"，日久则肝失阴血的充养，导致肝失疏泄，影响脾的运化功能，水谷不能化生精微，停而为水湿，聚而生痰，痰湿与膏脂互结于肝，《难经》称为"肥气"，西医称为脂肪肝。有形实邪阻于肝部，不通则痛，故右胁肋部痛，若停于筋膜腔隙，则肥胖；人体经常运动，可使人体气机调畅，血脉流通，若四体不勤，则使机体气血运行缓慢，兼之膏脂痰湿中阻，脾气不足，清阳不升，则疲乏；咽红、扁桃体Ⅱ度肿大为肺胃壅热之象；舌体胖、苔白腻为脾虚痰阻之象；舌红、脉滑数为热壅湿阻之象。综合以上分析，病位在肝脏，病变与脾脏关系密切，涉及肺胃二脏，属本虚标实，以脾气不足为本，以痰湿内停、肺胃壅热为标，病机是痰湿内停。

【辨证方法】

依据八纲辨证理论为里证、实多虚少证，属于内伤杂病的范畴，进一步使用脏腑辨证理论为痰阻肝脉、脾虚湿停、肺胃壅热证。

1. 八纲辨证辨为里证、虚实夹杂证依据

辨里证： 无恶寒发热并见的表证，无寒热往来的半表半里证，病位在肝，肝脏、脾脏的症状表现突出，符合里证特点。

辨实多虚少证： 脂肪肝、肥胖、苔白腻为痰湿膏脂停聚，咽红、扁桃体Ⅱ度肿大、舌红为肺胃有热，属实证；乏力、舌体胖为脾虚之象。属实证多虚证少。

2. 脏腑辨证辨为痰阻肝脉、脾虚湿停、肺胃壅热证依据

辨痰阻肝脉证： 患者以脂肪肝为主诉，伴右胁肋部痛、苔白腻，为痰湿停滞、阻滞肝脉之象。

辨脾虚湿停证： 疲乏、体胖、舌体胖、苔白腻，为脾气不足、痰湿内停之象。

辨肺胃壅热证： 咽红、扁桃体Ⅱ度肿大、舌红、脉滑数，为肺胃壅热之象。

综观症、舌、脉表现，病位主要在肝，病变与脾关系密切，涉及肺胃，属实多虚少证，为本虚标实，以脾气不足为本，以痰湿内停、肺胃壅热为标，证名是痰湿内停，肺胃壅热，兼脾气不足。

【治疗理论】

以"治标与治本""扶正祛邪""调理脏腑"为总则，属实多虚少证，为本虚标实，本着"标本兼治""实则泻之"虚则补之""顺应肺、脾、胃的生理特性""肺、脾、胃同治"的原则，以泻实为主，补虚为辅，八法中采用汗法、下法、清法、消法、补法五法，以汗法、下法、清法、消法为主，具体治法为化痰除湿，清泻肺胃，兼益气健脾。

【中药理论】

病案的处方应体现治法，即以化痰除湿、清泻肺胃为主，以益气健脾为辅，依据药性理论选取中药：四气应选用偏寒以治热；五味选用辛能发表，甘能补益，能调和，甘温入脾能补脾气，苦能燥湿降泄，苦寒能清泄邪热，淡能利水渗湿；药选归肝、脾、胃、肺经，升浮与沉降之品均用以利于邪气分消。

【方药分析】

1. 处方资料

防风通圣散，口服，1次20克，日2次；决明子100克，车前子100

克，菊花30克，蒲公英50克，代茶饮，并送服防风通圣散。

2. 方药的选取

患者属实多虚少证，为本虚标实，以脾气不足为本，痰湿内停、肺胃壅热为标，辨证为痰湿内停、肺胃壅热兼脾气不足证，治疗时以化痰除湿、清泻肺胃为主，益气健脾为辅，以防风通圣散配合代茶饮的中药。防风通圣散出自《黄帝素问宣明论方》，主治风热壅盛、表里俱实证，由防风、川芎、当归、芍药、大黄、薄荷、麻黄、连翘、芒硝、石膏、黄芩、桔梗、滑石、甘草、荆芥、白术、栀子组成，具有疏风解表、泻热通便的作用。

3. 处方分析

麻黄、防风、荆芥、薄荷味辛发汗，使湿热邪气从表而解；黄芩、石膏、连翘、栀子性寒、入肺胃，能清泄肺胃之热，桔梗引药入上焦，能清热利咽；黄芩、连翘、栀子、滑石、桔梗能祛湿，其中黄芩、连翘、栀子苦寒能清热燥湿，滑石淡寒能清热利湿，桔梗性辛、归肺经，能开宣肺气，通调水道，有利于湿邪祛除；栀子、滑石引湿热自小便出，芒硝、大黄泻热通腑，使湿热从大便而解，四药使在里湿热从大小便分消。患者脾气不足，方中汗、消、清、下四法均属祛邪之法，亦易伤正，故用当归、芍药、川芎养血和血，白术、甘草健脾和中，并监制苦寒之品以免伤胃，加决明子、车前子、菊花、蒲公英入肝经，清热祛湿通便，配合防风通圣散更好地除邪，汗、消、清、下、补五法并用，诸药配伍，祛邪不伤正，扶正不滋腻，使湿热、脂膏、痰浊得以分解。

【预防理论】

每天运动1~2次，忌辛辣油腻，宜清淡，早餐吃好、晚餐吃少、三餐定时定量，有规律地睡觉，只有持之以恒才能改善痰湿体质。

【按语】

转氨酶代表着肝细胞受损的程度，患者转氨酶高，说明肝细胞有损伤，与重度脂肪性和肥胖应该有关，而脂肪肝、肥胖与体内停聚的脂膏痰浊有关，应祛除体内的脂膏、痰浊，减少对肝的影响，通过中药达到祛除痰浊、清除内热邪气的目的，对于降转氨酶一定会有帮助。

胁　痛

暴怒伤肝、肝火上炎证案例

【病情资料】

李某，女，40岁，2019年6月12日初诊。

主诉：右胁肋痛半个月。

现病史：患者半个月前与人吵架后感右胁肋痛，沿着肋间神经走向，工作忙时自感轻，无事时感觉较重，偶有头痛头晕，晨起口苦，睡眠欠佳，多梦，纳食正常，二便可，舌质红，苔薄，脉弦细。

个人史：平素脾气急躁。

【诊断原则】

1. 整体审察

局部病状、全身情况：右胁肋痛，偶有头痛头晕，晨起口苦，睡眠欠佳，多梦，纳食正常，二便可，舌质红，苔薄，脉弦细。

疾病与性别、年龄、性格、情绪的相关情况：中年女性，平素脾气急躁，与人吵架后右胁肋痛，工作忙时自感轻，无事时感觉较重。

2. 四诊合参

望诊：舌质红，苔薄。

闻诊：无。

问诊：偶有头痛头晕，晨起口苦，右胁肋痛，睡眠欠佳，多梦，纳食正常，二便可，半个月前与人吵架后引起右胁肋痛，症状时轻时重，平素脾气急躁。

切诊：脉弦细。

【诊断原理】

1. 以常达变

正常表现：纳食正常，二便可，苔薄，说明邪气不甚，对舌苔、脾胃、大小便影响不大，是正常表现。

异常情况：女性脉形较男性细小属正常生理变异，细脉是正常脉象，结合平素脾气急躁，右胁肋痛是与人吵架后引起的，伴有头痛头晕、晨起口苦等情志不遂、肝胆气郁的情况，与气郁不利致经脉拘束有关，细脉主气郁，也属于异常脉象；综合分析，右胁肋痛，头痛头晕，晨起口苦，睡眠欠佳，多梦，舌质红，脉弦细，是异常情况。

病名：以右胁肋痛为主症，沿着肋间神经走向，中医病名是胁痛。

2. 司外揣内

患者右胁肋痛半个月，《素问·脏气法时论》曰："肝病者，两胁下痛引少腹。"两胁为足厥阴肝经和足少阳胆经的循行部位，肝胆又位于右胁部膈下末肋之内。依据经络理论，胁肋痛与肝胆有关。

3. 审症求因

患者右胁肋痛，晨起口苦，头痛头晕，睡眠欠佳，多梦，舌质红，脉弦细，与肝阴不足、肝火上炎有关。综合分析，胁痛的病因是肝阴不足、肝火上炎。

【病因理论】

1. 问诊求因

患者平素脾气急躁容易伤肝生火，兼之半个月前与人吵架，怒伤肝，经气不利，不通则痛，出现右胁肋痛，沿着肋间神经走向；工作忙时注意力分散，无事时注意力就会集中在痛点，让自己不自觉多思，思则气结，加重肝经气机不利，故工作忙时自感轻，无事时感觉较重，通过问诊获得的病因是脾气急躁，与人吵架后导致伤肝，肝火旺，经脉不通。

2. 审症求因

通过审症获得的病因是肝阴不足、肝火上炎。

【病机理论】

宋·严用和《济生方·胁痛评治》："夫胁痛之病……多因疲极嗔怒，悲哀烦恼，谋虑惊忧，致伤肝脏。肝脏既伤，积气攻注，攻于左，则左胁痛，攻于右，则右胁痛，移逆两胁，则两胁俱痛。"说明胁痛主要是由情志不遂所致。患者平素脾气急躁，与人吵架后，肝经不畅则右胁肋痛；怒伤肝，肝火上炎，疏泄太过，胆汁上泛则晨起口苦，火热上扰清窍则头痛头晕，扰心则睡眠欠佳，魂不守舍则多梦，舌质红为有热之象；患者平素急躁易怒，属偏阳体质，火易伤阴，脉弦细为肝火伤阴之象。综合以上分析，病位在右胁肋，病变与肝密切相关，涉及胆、心，属邪实正虚，肝火上炎、肝气不舒为实，肝阴不足为虚，病机是肝火上炎。

【辨证方法】

依据八纲辨证理论为里热证、虚实夹杂证，属于内伤杂病的范畴，进一步使用脏腑辨证理论为肝阴不足、肝火上炎证。

1. 八纲辨证辨为里热证、虚实夹杂证依据

辨里热证：无恶寒发热并见的表证，无寒热往来的半表半里证，病位在胁肋部，肝脏症状表现突出，符合里证特点；晨起口苦、舌质红，为热象。

辨虚实夹杂证：右胁肋痛、头痛头晕、睡眠欠佳、多梦、脉弦细，与肝阴不足、肝郁气滞、肝火均有关，为虚证与实证夹杂。

2. 脏腑辨证辨为肝阴不足、肝火上炎证依据

辨肝火上炎证：患者以右胁肋痛为主症，伴晨起口苦、时有头晕头痛、睡眠欠佳、多梦、舌质红、脉弦，为肝火上炎之象。

辨肝阴不足证：右胁肋痛、脉弦细，兼之易怒伤肝，为肝阴不足之象。

综观症、舌、脉，病位在右胁肋，病变与肝密切相关，涉及胆、心，属里热证、虚实夹杂证，为本虚标实，肝阴不足为本，肝火上炎、肝气不舒为标，证名是肝阴不足、肝火上炎、肝气不舒。

【治疗理论】

以"治标与治本""扶正祛邪""调理脏腑"为总则，属里热证，虚实夹杂、本虚标实证，本着"标本兼治""实则泻之""虚则补之""热者寒之""顺应肝的生理特性""调肝"的原则，八法中采用清法、消法、补法三法。具体治法为清泻肝火，补益肝阴，疏肝解郁。

【中药理论】

病案的处方应体现治法，即清泻肝火，补益肝阴，疏肝解郁。依据药

性理论选取中药：四气应选用偏寒以治热之品；五味选用辛能行气，甘能补益、能缓急止痛，甘寒能生津，苦能降泄，苦寒能清热降火；药选归肝、胆、心经；药选沉降之品以利于气火下降。

【方药分析】

1. 处方资料

醋柴胡 10 克，川楝子 6 克，炙香附 10 克，刺蒺藜 10 克，夏枯草 20 克，黄芩 10 克，炒栀子 10 克，生地黄 15 克，赤芍 10 克，牡丹皮 10 克，石菖蒲 10 克，当归 10 克，旋覆花^{包煎} 10 克，煅赭石^{先煎}15 克，白芍 10 克，茯苓 10 克，远志 10 克，合欢皮 10 克，7 剂，水煎服，日 2 次。

2. 方药的选取

患者属里热证、虚实夹杂证，辨证为肝火上炎、肝气不舒、肝阴不足证，以清泻肝火、补益肝阴、疏肝解郁为法，方以龙胆泻肝汤合加味逍遥散加减。

龙胆泻肝汤出自《医方集解》，主治肝胆实火上炎和肝经湿热下注证，由龙胆草、黄芩、栀子、泽泻、木通、车前子、当归、生地黄、柴胡、生甘草组成，具有清泻肝胆实火、清利肝经湿热的作用。患者无肝胆湿热之象，故去泽泻、木通、车前子、龙胆草，防苦寒伤胃，用川楝子、夏枯草替代以清泻肝火，选用黄芩、栀子、当归、生地黄、柴胡以清肝、养肝、疏肝。

加味逍遥散出自《内科摘要》，主治肝郁血虚内热证，由当归、芍药、茯苓、炒白术、柴胡、牡丹皮、炒山栀、炙甘草组成，具有养血健脾、疏肝清热的作用。患者脾虚之象不显，故去炒白术、甘草。全方加重清热泻火、降逆安神之力。

3. 处方分析

醋柴胡、川楝子、香附味辛、归肝，能疏肝解郁；刺蒺藜、夏枯草、黄芩、炒栀子、生地黄、赤芍、牡丹皮性寒、归肝经，能清肝泻火；当归、白芍、生地黄味甘、归肝经，能补阴血，其中白芍酸寒化阴能柔肝，顺应肝性以养肝柔肝，既能防止柴胡升散伤津，又可以防止黄芩、炒栀子苦燥伤阴，不利于补肝体，加重肝郁的弊病；旋覆花味咸能降，与质重、性寒、归肝经的赭石配伍能降肝火、肝气；石菖蒲、远志、茯苓、合欢皮归心经，能安神。诸药合用，火不上扰，肝阴得补，气郁得疏，诸证自解。

【预防理论】

胁肋疼痛、晨起口苦均与肝的生理功能失常有关，平时需保持情绪平稳，自我调节情绪，避免恼怒，防止伤肝。

【按语】

1. 晨起口苦与金旺乘木，肝火盛、胆气泄有关。肝主疏泄，肝合胆，肝火盛则胆汁易泄，上逆于口，此即《素问·痿论》所云"肝气热，则胆泄口苦"。依据十二经经气流注学说，根据昼夜"十二时辰"计时法，气血子时、丑时流入胆经、肝经，此时肝胆经旺，到了寅时、卯时流入肺经、大肠经，肝与胆五行属木，肺与大肠五行属金，此时肝胆经虚而肺大肠经旺，金克木属正常生理状态，该患者平素脾气较大，加上与人争吵导致"伤肝"，木与金二者之间会发生金旺乘木的现象，加重肝郁，导致肝火更盛，引动胆气泛溢于口咽，造成晨起口苦的症状。

2. 患者既有肝火上炎、肝气不舒的表现，又有肝阴不足之象，治疗时采用以清肝、降肝为主，兼养肝、柔肝、疏肝的治疗思路，使肝脏生理功能恢复正常。

头　痛

风邪侵袭、经络不通证案例

【病情资料】

孙某，女，53 岁，2020 年 9 月 23 日初诊。

主诉： 右侧偏头痛 1 周。

现病史： 患者阵发性出汗已经半年，1 周前晨起后出现右侧头部疼痛，自服布洛芬缓释胶囊能暂时缓解。

刻下症： 持续性右侧偏头痛，阵发性出汗，睡眠轻，多梦，食欲差，大便不畅，小便尚可，舌淡暗，苔薄白，脉弦细。

【诊断原则】

1. 整体审察

局部病状、全身情况： 右侧偏头痛，呈持续性、阵发性出汗，睡眠轻，多梦，食欲差，大便不畅，小便尚可，舌淡暗，苔薄白，脉弦细。

疾病与性别、年龄、起居的相关情况： 老年女性，晨起后出现头痛。

2. 四诊合参

望诊： 舌淡暗，苔薄白。

闻诊： 无。

问诊： 右侧偏头痛，呈持续性、阵发性出汗，睡眠轻，多梦，食欲差，大便不畅，小便尚可。

切诊：脉弦细。

【诊断原理】

1. 以常达变

正常表现：小便尚可，苔薄白，说明邪气轻浅，对舌苔和小便无影响，是正常表现。

异常情况：女性较男性的脉形细小是正常生理变异，年老脉弦属于生理性退化，弦细脉是正常脉象，结合阵发性出汗为肾阴阳失调之象，多梦与魂不守舍有关，大便不畅与肝郁气滞有关，脉弦细主肝阴不足，也属于异常脉象。综合分析，右侧偏头痛，呈持续性，阵发性出汗，睡眠轻，多梦，食欲差，大便不畅，舌淡暗，脉弦细，是异常情况。

病名：突然起病，以右侧偏头痛为主症，中医病名是头痛。

2. 司外揣内

主诉右侧偏头痛1周，病位在脑，结合十二经脉在头面部的分布特点，其中手足六条阳经交会于头面部，阳明经行于面部、额部，少阳经行于头两侧部，太阳经行于面颊、头顶和头后部；诸阴经不起止于头面部，但部分阴经或其分支可上达头面部，手少阴心经的分支、足厥阴肝经上达目系，足厥阴肝经与督脉会于头顶部，足少阴肾经的分支上抵舌根，足太阴脾经连舌本、散舌下等，因此阳经与足少阳胆经有关，阴经与足厥阴肝经有关。依据经络理论，病位在脑，与肝胆有关。

3. 审症求因

主诉右侧偏头痛1周，《景岳全书·头痛》云："凡诊头痛者，当先审久暂，次辨表里。盖暂痛者，必因邪气；久病者，必兼元气。……暂病者当重邪气，久病者当重元气。"患者头痛1周，属新病，邪气重，晨起出现，起病突然与外感有关，风为阳邪，易袭阳位。综合分析，头痛的病因是外感风邪。

【病因理论】

通过审症获得的病因是外感风邪。

【病机理论】

患者年逾五旬，脏腑功能低下，正气不足，兼之夜间卫气入阴，在表阳气暂时不足，风邪乘虚侵袭，循经上犯于头，肝胆经气不利，不通则痛，出现右侧持续性偏头痛；肾的阴阳失调则阵发性汗出，心神失养则睡眠轻，魂不守舍则多梦，脾胃虚弱则食欲差，气机郁滞则大便不畅、舌淡暗，脉弦细为肝阴不足之象。本病与风邪外袭，循经上犯有关。综合以上分析，病位在脑，病变与肝胆密切相关，涉及肾、脾、胃、心，属邪实正虚，以邪实为主，风邪在胆经、肝经为实，脏腑不足为虚，病机是外感风邪、经络不通。

【辨证方法】

依据八纲辨证理论为表里同病，表实证、里虚证，属于外感病、内伤病的范畴，进一步使用经络辨证理论为足厥阴肝经、足少阳胆经病证，使用脏腑辨证理论为肝阴不足、外感风邪证。

1. 八纲辨证辨为表里同病，属表实证、里虚证依据

辨表实证：起病突然，晨起出现，属新病，痛无休止，苔薄白，邪气重，符合表实证特点。

辨里虚证：阵发性出汗为肾阴阳失调，结合睡眠轻、多梦、食欲差、脉沉细，为里虚之象。

属表里同病，表实证、里虚证。

2. 经络辨证辨为肝胆经病证依据

辨肝胆经病证：患者以右侧偏头痛为主症，足少阳胆经行于头两侧部，足厥阴肝经上达目系，足厥阴肝经与督脉会于头顶部，符合肝胆经病的特点。

3. 脏腑辨证辨为肝阴不足、外感风邪证依据

辨肝阴不足证：患者以右侧偏头痛为主症，伴阵发性出汗、睡眠轻、多梦、大便不畅、舌淡暗、苔薄白、脉弦细，为肝阴不足之象。

辨外感风邪证：头痛突然起病，呈持续性，兼之年逾五旬，正气不足，有外感风邪嫌疑。

食欲差为脾胃虚弱之象。

综观症、舌、脉表现，病位在脑，涉及肝、胆、脾、胃，属表实证、里虚证。表实证为新病，里虚证为旧病。本虚标实，表实证为标、里虚证为本。证名是外感风邪，肝胆经络不通，兼正气不足。

【治疗理论】

以"治标与治本""扶正祛邪""调理脏腑"为总则，属表实证、里虚证，本着"标本兼治""其在皮者，汗而发之""实则泻之""虚则补之""顺应肝、胆、脾、胃的生理特性""肝、胆、脾、胃同治"的原则，表实证为新病，里虚证为旧病，以治新病为先，以治标为主，兼治本，八法中采用汗法、补法。具体治法为疏散风邪，通经止痛，兼补益脏腑。

【中药理论】

病案的处方应体现治法，即疏散风邪，通经止痛，兼补益脏腑。依据药性理论选取中药：四气应选用性偏寒之品以治热；五味选用辛味能发散行气行血，甘味能补益；药选归肝、胆经，选用偏于升散之品以祛风邪。

【方药分析】

1. 处方资料

川芎 10 克，荆芥 10 克，防风 10 克，细辛 3 克，白芷 10 克，刺蒺藜 10 克，薄荷^{后下}6 克，炒决明子 10 克，钩藤^{后下}15 克，炒酸枣仁 10 克，茯神 20 克，生麦芽 10 克，炙甘草 6 克，7 剂，水煎服，日 2 次。

2. 方药的选取

患者属邪实为主，兼正虚，辨证为外感风邪，肝胆经络不通，兼正气不足证，以疏散风邪、通经止痛兼补益为法，方以川芎茶调散加减。该方出自《太平惠民和剂局方》，主治外感风邪头痛，由薄荷、川芎、荆芥、细辛、防风、白芷、羌活、甘草、清茶组成，具有疏风止痛的功效。处方中选用薄荷、川芎、荆芥、细辛、防风、白芷、甘草以疏散风邪。

3. 处方分析

川芎、荆芥、防风、细辛、白芷、刺蒺藜、薄荷味辛能散风通经止痛，其中川芎药性辛温，为"诸经头痛的要药"，善于祛风行气活血而止头痛，长于治少阳、厥阴经头痛，能通过祛除肝胆经的风邪、疏通经络中的气血而达到止头痛的效果，故有"头痛不离川芎"之说；炒决明子、钩藤、薄荷性凉，归肝经，既可配合川芎引诸药入肝胆经，又可防辛温之品发散太过耗气伤阴，二组药配合更有利于祛除风邪，通畅经络；酸枣仁味甘，归肝、胆、心经，针对心肝不足的睡眠差、多梦能补益心肝，宁心安神，酸能敛汗生津，针对汗出伤阴；茯神味甘，归心、脾经，能养心安神，兼健脾；生麦芽味甘，归脾、胃经，能健脾和胃，消食，兼疏肝行气；炙甘草药性甘温，归脾、胃经，能补益脾胃，并调和诸药。诸药配伍可使风邪得散，经络通畅，头痛自止，同时能补益脏腑，提高正气。

【预防理论】

患者外感头痛为外邪侵袭所致，与年老脏腑功能低下、正气不足也有关系，因此睡时要加衣盖被，注意保护虚处，并积极锻炼身体，强健体魄，提高人体正气，并注意气候变化，避免外邪侵袭，所谓"虚邪贼风，避之有时"。

【按语】

《素问·太阴阳明论》有"伤于风者，上先受之"，患者头痛与风邪上袭有关，十二经脉都直接或间接与头面发生联系，风邪侵犯头部，肝经和胆经症状表现突出，邪袭虚处，说明足少阳胆经、足厥阴肝经的经脉气血不足，经络内连脏腑，应与肝脏、胆腑的亏虚有关，因此治疗时在不影响祛邪的前提下，用茯神、甘草益气健脾，用酸枣仁补肝敛汗，以达到扶助肝胆正气的作用。

眩　晕

脾气虚弱、气血不足证案例

【病情资料】

董某，女，20岁，2019年6月5日初诊。

主诉：间断性头晕6年余。

现病史：患者月经初潮后时头晕、眼花，起立动作稍快则加重，重时失去意识，1分钟后可自行缓解，1年发作1~2次，曾去医院检查，诊为"原发性低血压"。

刻下症：面色暗黄，身体偏瘦，精神尚可，能吃不长肉，经期易头晕，痛经偏于腰骶，二便正常，舌质淡红，苔薄，脉弦细，测血压 80/40mmHg。

【诊断原则】

1. 整体审察

局部病状、全身情况：月经初潮后出现头晕、眼花，1 年发作 1~2 次，面色暗黄，身体偏瘦，精神尚可，经期易头晕，痛经偏于腰骶，二便正常，舌质淡红，苔薄，脉弦细，测血压 80/40mmHg。

疾病与性别、年龄、饮食、体质、月经的相关情况：青年女性，能吃不长肉，月经初潮后出现间断性头晕。

2. 四诊合参

望诊：面色暗黄，身体偏瘦，精神尚可，舌质淡红，苔薄，血压 80/40mmHg。

闻诊：无。

问诊：月经初潮后出现头晕、眼花，起立动作稍快则加重，重时失去意识，1 分钟后可自行缓解，1 年发作 1~2 次，能吃不长肉，经期易头晕，痛经偏于腰骶，二便正常。

切诊：脉弦细。

【诊断原理】

1. 以常达变

正常表现：精神尚可，二便正常，舌质淡红，苔薄，说明对精气神、大小便影响不大，邪气不甚，对舌质、舌苔的影响小，是正常情况。

异常情况：年轻女性，脉形较男性偏细小是正常生理变异，细脉是正常脉象，结合面色暗黄，能吃不长肉，经期易头晕，脉细主气血不足，也属于异常脉象；综合分析，初潮后出现头晕、眼花，面色暗黄，身体偏瘦，能吃不长肉，经期易头晕，痛经偏于腰骶，脉弦细，是异常情况。

病名：起病较急，间断性发作，以头晕、眼花为主症，中医病名是眩晕。

2. 司外揣内

主诉间断性头晕 6 年余，结合面色暗黄，身体偏瘦，能吃不长肉，与脾有关。依据藏象理论，病位在脑，与脾有关。

3. 审症求因

主诉头晕，结合面色暗黄，身体偏瘦，能吃不长肉，脉细，与脾气虚、气血不足有关，结合经期易头晕，痛经偏于腰骶，与气血不足有关。综合分析，头晕的病因是脾气虚、气血不足。

【病因理论】

1. 问诊求因

患者初潮后开始出现间断性眩晕，通过问诊获得的病因是月经初潮，气血下聚。

2. 审症求因

通过审症获得的病因是脾气虚，气血不足。

【病机理论】

患者脾气不足，运化水谷、化生气血不足，身体失于荣养，月经初潮后，气血下聚，加重脾气虚损，升清之力不足，无力将水谷精微上输于头目，头目失养，如《灵枢·口问》所说"上气不足，脑为之不满，耳为之苦鸣，头为之苦倾，目为之眩"，故出现头晕、眼花等症；气血不足，形体失养故面色暗黄，身体瘦；胃受纳腐熟食谷的功能亢进，而脾的运化水谷功能低下，肌肉失养，故能吃而不长肉；由于重力作用，体位变化后气血暂时不能接续上窍，脑窍失养，故突然起立则眩晕加重，心神失养，严重时甚至失去意识；气血本就不足，而经期气血下注冲任，气血更虚，无力上荣，脑络清窍失养，故经期易头晕；腰为肾之府，经期气血下聚，腰骶部气血不足，不荣则痛，故痛经偏于腰骶；气血不足不能养肝，故脉弦细。综合以上分析，病位在脑，病变与脾脏密切相关，涉及心、肝、肾，属虚证，为脾气虚，气血不足，病机是气血不足，脑窍失养。

【辨证方法】

依据八纲辨证理论为里虚证，属于内伤杂病的范畴，进一步使用脏腑辨证理论为脾气虚弱、气血不足、肝肾不足、脑窍不荣证。

1. 八纲辨证辨为里虚证依据

辨里证：无恶寒发热并见的表证、无寒热往来的半表半里证，病位在脑，脑部、脾脏的症状表现突出，符合里证特点。

辨虚证：面色暗黄，身体偏瘦，能吃不长肉，经期易头晕，为虚证表现。

2. 脏腑辨证辨为脾气虚弱、气血不足、肝肾不足、脑窍不荣证依据

辨胃强脾弱、气血不足、脑窍不荣证：患者以长期间断性头晕为主症，伴意识丧失、面色暗黄、身体瘦，能吃不长肉，为胃强脾弱、气血不足、脑窍不荣之象。

辨肝肾不足证：初潮后出现头晕、眼花，经期易头晕，痛经偏于腰骶，脉弦细，为肝肾不足、脑窍不荣之象。

综观症、舌、脉表现，病位在脑，病变与脾脏密切相关，涉及心、肝、肾，属里虚证，证名是脾气虚弱、气血不足、脑窍失养。

【治疗理论】

以"扶正祛邪""调理脏腑"为总则，属里虚证，本着"虚则补之""顺应脾的生理特性""调脾"的原则，八法中采用补法。具体治法为补益气血，健脾止晕。

【中药理论】

病案的处方应体现治法，即补益气血，健脾止晕。依据药性理论选取中药：四气应选用性平之品；五味选用甘味，能入脾、能补益、能和中；药选归脾经，偏于中焦。

【方药分析】

1. 处方资料

开水冲鸡蛋成蛋花，待稍凉后，用蜂蜜调，晨起顿服；炒白扁豆、炒山药、莲子肉、粳米各100克，熬粥，午餐或晚餐服用。

2. 方药的选取

患者属虚证，辨证为脾气虚弱、气血不足证，以补益气血、健脾止晕为法，予以药膳补虚。

3. 处方分析

鸡蛋、蜂蜜、炒白扁豆、炒山药、莲子肉、粳米性味甘、归脾，能补脾，其中炒白扁豆健脾力强，甘温补脾而不滋腻，芳香醒脾而不燥烈，能

健脾和中；炒山药补脾健胃力强，性味甘平，既能补脾气，又能益脾阴，是一味调补佳品；莲子、粳米味香能醒脾健脾，补益中气。六药配伍，益气健脾，使得中焦得补，气血生化有源，自能清窍充，眩晕去。

【预防理论】

患者应当适当运动，并需要持之以恒，以周身微汗为锻炼适度的标准，通过适当运动，阳气才得以振奋，周身微汗是气机通畅的表现，这样有利于脏腑功能发挥正常，增进脾运化食谷、化生气血的功能。

【按语】

患者胃受纳腐熟食谷功能亢进，表现出食欲旺盛；脾运化食谷功能减退，化生气血不足，肌肉失养，表现出体瘦；但脾运化水液功能正常，没有水肿、泄泻等水湿内停的表现，属胃强脾弱。与教科书上所说多食易饥、兼见大便溏泄者为胃强脾弱有所不同。

脾虚饮停、清阳不升证案例

【病情资料】

李某，女，70岁，2017年5月20日初诊。

主诉：间断性头晕20年。

现病史：患者自50岁开始出现间断性头晕，发作时间不固定，最初1年出现2~3次，最近5年头晕出现频次增多，有时一个月3~4次，重时卧床不可睁眼，需卧床几天才可逐渐康复，医院诊为"梅尼埃病"，曾多方延医治疗，未见明显好转。

刻下症：今日又出现头晕，卧床不可睁眼，头不清醒，恶心未吐，身体乏力，纳食不香，睡眠尚可，大小便正常，舌体胖，有齿痕，舌质淡红，苔白腻，脉弦滑。

既往史：高血压，一直服降压药，血压控制稳定，眩晕不发作时纳食尚可，不恶心。

【诊断原则】

1. 整体审察

局部病状、全身情况：50岁时开始出现间断性头晕，发作时间不固定，卧床不可睁眼，头不清醒，恶心未吐，身体乏力，纳食不香，睡眠尚可，大小便正常，舌体胖，舌质淡红，有齿痕，苔白腻，脉弦滑，眩晕不发作时，纳食尚可，不恶心。

疾病与性别、年龄、病史的相关情况：老年女性，50岁时出现间断性头晕，有高血压病史，一直服降压药，血压控制稳定。

2. 四诊合参

望诊：舌体胖，有齿痕，舌质淡红，苔白腻。

闻诊：无。

问诊：50岁开始出现间断性头晕，发作时间不固定，卧床不可睁眼，头不清醒，恶心未吐，身体乏力，纳食不香，睡眠尚可，大小便正常，既往有高血压病史，眩晕不发作时纳食尚可，不恶心。

切诊：脉弦滑。

【诊断原理】

1. 以常达变

正常表现：头晕不发作时，纳食尚可，不恶心，睡眠尚可，大小便正常，舌质淡红，说明胃的功能正常，未影响睡眠、大小便，是正常表现。

异常情况：年老脉弦属于生理性退化，脉弦是正常脉象，结合舌体胖，有齿痕，苔白腻，脉弦主痰饮，也属于异常脉象；综合分析，间断性头晕，严重时卧床不可睁眼，头不清醒，恶心，身体乏力，纳食不香，舌体胖，有齿痕，苔白腻，脉弦滑，是异常情况。

病名：起病较急，间断性发作，以头晕为主症，伴卧床不可睁眼，头不清醒，恶心，中医病名是眩晕。

2. 司外揣内

主诉间断性头晕20年，结合恶心，身体乏力，纳食不香，有齿痕，与脾胃虚弱有关，依据藏象理论，病位在脑，与脾胃有关。

3. 审症求因

主诉头晕，结合头不清醒，恶心，身体乏力，纳食不香，舌体胖，有齿痕，苔白腻，与痰湿内停有关，脉弦滑为痰饮内停中焦之象。综合分析，眩晕的病因是饮停中焦。

【病因理论】

1. 问诊求因

患者 50 岁时开始出现间断性头晕，通过问诊获得的病因是年老脏腑功能低下。

2. 审症求因

通过审症获得的病因是饮停中焦。

【病机理论】

患者头晕发作，与年事已高，脏腑功能低下，病理产物蓄积体内有关。痰饮属阴邪，若人体脾胃先虚，则痰饮易犯中焦，阻碍脾胃气机正常的升降，脾的清阳不升，脑窍失养，则出现头晕。严重时卧床不可睁眼，头不清醒，身体乏力，纳食不香，胃气不降则恶心。人体休息调养后，脾胃之气逐渐恢复，能制约邪气，痰饮被压制，脾胃气机升降正常，眩晕消失，饮食正常，无恶心。若人体劳累后正气不足，中焦之气暂虚，潜伏在体内的痰饮又犯脾胃，周而复始，眩晕间断性出现。综合以上分析，病位在脑，病变与脾脏密切相关，涉及胃，属邪实正虚，本虚标实，痰饮为标，脾虚为本，病机是饮停中焦，脾气不足，脑窍失养。

【辨证方法】

依据八纲辨证理论为里证、虚实夹杂证，属于内伤杂病的范畴，进一步使用脏腑辨证理论为脾胃气虚、痰饮内停、脑窍失养证。

1. 八纲辨证辨为里证、虚实夹杂证依据

辨里证：无恶寒发热并见的表证，无寒热往来的半表半里证，病位在脑，脑部、脾脏的症状表现突出，符合里证特点。

辨虚实夹杂证：身体乏力、纳食不香、舌体胖、有齿痕是脾虚之象，为虚证；苔白腻、脉弦滑是痰湿之象，为实证。属虚证与实证夹杂。

2. 脏腑辨证辨为脾胃气虚、痰饮内停、脑窍失养证依据

辨脑窍失养证：患者以长期间断性头晕为主症，严重时卧床不可睁眼，为脑窍失养证。

辨脾胃气虚、痰饮内停证：头不清醒，恶心，身体乏力，纳食不香，舌体胖，有齿痕，苔白腻，脉弦滑，为脾胃气虚、痰饮内停、清窍失养

之象。

综观症、舌、脉表现，病位在脑，病变与脾脏密切相关，涉及胃，证属虚实夹杂证，本虚标实，以痰饮为标，脾虚为本，本缓标急。证名是脾虚饮停，脑窍失养。

【治疗理论】

以"治标与治本""扶正祛邪""调理脏腑"为总则，属虚实夹杂证，本虚标实，本着"标本兼治""虚则补之""实者泻之""顺应脾的生理特性""调脾"的原则，以泻实为主，兼补虚，八法中采用消法、补法二法，以消法为主。具体治法为化痰逐饮，健脾止眩。

【中药理论】

病案的处方应体现治法，即化痰逐饮，健脾止眩。依据药性理论选取中药：四气选用性偏温以治阴寒；五味选用淡能利水渗湿，甘能补益，甘温能益气，苦能降泄；药选归脾经；药选偏沉降之品以利于水湿从下而解。

【方药分析】

1. 处方资料

泽泻 30 克，生白术 20 克，炒白术 20 克，7 剂，代茶饮，2 天 1 剂。

2. 方药的选取

患者属邪实正虚，辨证为脾气不足、饮停中焦、脑窍失养证，以化痰逐饮、健脾止眩为法，选用泽泻汤原方。该方出自《金匮要略》，主治心下有支饮，其人苦冒眩，由泽泻五两、白术二两组成，具有健脾化饮、降逆止眩的作用。

3. 处方分析

重用泽泻味淡以渗利水湿、泻浊消饮。白术甘温补虚，苦温燥湿，归脾、胃经，既能补气健脾，又能燥湿利水。生白术偏于燥湿利水，配合泽泻使浊阴下行；炒白术偏于补气健脾，以达培土制水之功。三药合用使痰饮分消，新饮绝源，水饮不犯中焦，脾胃升降功能恢复正常，清阳上达，眩晕自止。

【预防理论】

注意劳逸结合，避免体力、脑力和心理的过度劳累导致正气损伤，引起眩晕发作。

【按语】

脾主运化，能够将水谷化为精微，将精微物质吸收并转输全身，临床可以表现出运化谷食和运化水液两方面的异常，二者可以单独出现，也可以同时出现。

1. 脾气不足、痰湿内停证的肥气病案，运化谷食正常，运化水液异常。患者虽然纳食正常，但有水湿痰饮停聚的脂肪肝、身体肥胖、苔腻等表现。

2. 脾气虚弱、气血不足证的眩晕病案，脾运化谷食功能异常，运化水液功能正常。患者脾运化谷食、化生气血功能不足，肌肉失养出现体瘦不长肉，而无水肿、泄泻、苔腻等水湿停聚的表现。

3. 脾虚饮停、清阳不升证的眩晕病案，运化谷食和运化水液的功能均异常。患者不清醒、苔腻、脉弦滑等水湿停聚的表现与身体乏力、纳食不香等脾气不足、运化乏力的表现同时出现。

脾虚肝郁、气血不足证案例

【病情资料】

胡某，女，25 岁，2017 年 3 月 7 日初诊。

主诉：头晕半年余。

现病史：患者半年前因学习压力大，经常熬夜，出现头晕耳鸣。

刻下症：头晕，耳鸣，心悸，胆怯，失眠，多梦，喜太息，自觉记忆力减退，食欲不佳，食后腹胀、易疲乏，唇干易裂，大便时干时稀，白带色黄量多，面色少华，体瘦，唇色淡，舌质淡，苔薄，脉弦细滑。

【诊断原则】

1. 整体审察

局部病状、全身情况：头晕耳鸣，心悸，胆怯，失眠，多梦，喜太息，自觉记忆力减退，食欲不佳，食后腹胀、易疲乏，唇干易裂，大便时干时稀，白带色黄量多，面色少华，体瘦，唇色淡，舌质淡，苔薄，脉弦细滑。

疾病与性别、年龄、学习、起居的相关情况：青年女性，学习压力大，经常熬夜。

2. 四诊合参

望诊：面色少华，体瘦，唇干，唇色淡，舌质淡，苔薄。

闻诊：无。

问诊：头晕耳鸣，自觉记忆力减退，心悸胆怯，失眠，多梦，喜太息，食欲不佳，食后腹胀，易疲乏，唇干易裂，大便时干时稀，白带色黄量多，与半年前因学习压力大，经常熬夜有关。

切诊：脉弦细滑。

【诊断原理】

1. 以常达变

正常表现：苔薄，薄苔是正常舌苔，说明虽在病中，但病情轻浅，未伤胃气，是正常表现。

异常情况：年轻女性，脉形较细小是正常生理性变异，脉细是正常脉象，结合食欲不佳、食后腹胀、易疲乏是脾气虚的表现，结合唇干易裂是津液不足之象，结合大便时干时稀是肝郁脾虚之象，结合白带色黄量多是湿浊下注之象，结合面色少华、体瘦、唇色淡、舌质淡是气血不足之象，脉细与气血不足、脾虚湿聚有关，也属于异常脉象；综合分析，头晕，耳鸣，心悸，胆怯，失眠，多梦，喜太息，自觉记忆力减退，食欲不佳，食后腹胀、易疲乏，唇干易裂，大便时干时稀，白带色黄量多，面色少华，体瘦，唇色淡，舌质淡，脉弦细滑，是异常情况。

病名：起病缓，持续出现，由熬夜引起，以头晕为主症，伴耳鸣、心悸、胆怯、失眠、多梦，中医病名是眩晕。

2. 司外揣内

主诉头晕半年余，结合心悸、失眠、胆怯、多梦、喜太息，与心、肝、胆有关；结合食欲不佳、食后腹胀、易疲乏、大便时干时稀、体瘦，与脾虚有关。依据藏象理论，病位在脑，与心、肝、胆、脾有关。

3. 审症求因

主诉头晕，结合耳鸣、心悸、失眠、记忆力减退、唇干易裂、面色少华、唇色淡、舌质淡、脉细，为心的气血不足之象，结合食欲不佳、食后腹胀、易疲乏、体瘦为脾虚之象，《灵枢·本神》"肝气虚则恐"，结合胆怯、多梦、喜太息、脉弦，为肝血虚、魂不守舍兼肝郁之象，结合大便时干时稀，是肝郁脾虚、肝脾不和之象。综合分析，眩晕的病因是心气血不足、脾虚、肝郁。

【病因理论】

1. 问诊求因

学习压力大，头晕经常熬夜后出现，通过问诊获得的病因与学习压力大、经常熬夜消耗气血、伤肝、伤脾有关。

2. 审症求因

通过审症获得的病因是气血不足、脾虚、肝郁。

【病机理论】

患者学习压力大，思考问题过多伤及心脾气血，经常熬夜易伤肝，脾气不足升清无力、肝郁气滞清阳不展、气血不足不能荣养清窍，三者共同作用，造成脑窍失养，出现头晕。脾气虚则食欲不佳、食后腹胀、易疲乏、体瘦、面色少华、脉细，肝郁则喜太息、脉弦，肝郁脾虚则大便时干时稀；脾升清之力不足，无力将水谷精微上输以养清窍，脑窍失养，则头晕，肝气郁滞影响脾气升清，清阳不展，脑窍失养则也头晕；气血不足，脏腑清窍失养故眩晕、耳鸣、心悸、胆怯、失眠、多梦、记忆力减退；《灵枢·五阅五使》："口唇者，脾之官也。"脾失健运，气血衰少，唇舌失荣，则唇干易裂、唇舌色淡；脾虚湿聚，湿浊下注则白带色黄量多，脉滑。综合以上分析，病位在脑，病变与心脏、脾脏、肝脏密切相关，属脏腑不和，气血不足，病机是脾虚肝郁、气血不足、脑窍失养。

【辨证方法】

依据八纲辨证理论为里证、虚多实少证，属于内伤杂病的范畴，进一步使用脏腑辨证理论为脾虚肝郁、气血不足、湿浊内停、脑窍失养证。

1. 八纲辨证辨为里证、虚多实少证依据

辨里证：无恶寒发热并见的表证，无寒热往来的半表半里证，病位在脑，肝脏、脾脏的症状表现突出，符合里证特点。

辨虚多实少证：面色少华、胆怯、自觉记忆力减退、体瘦、食欲不佳、易疲乏、唇色淡、舌质淡为脾胃虚弱，唇干易裂为津液不足，是虚证；喜太息为肝郁气滞，白带色黄量多为湿热，是实证；食后腹胀为脾虚不运的气滞，大便时干时稀为肝郁脾虚，是虚实夹杂。属虚证多、实证少。

2. 脏腑辨证辨为脾虚肝郁、气血不足、湿浊内停、脑窍失养证依据

辨脑窍失养证：患者以头晕为主症，为脑窍失养之象。

辨脾虚肝郁证：体瘦、喜太息、食欲不佳、食后腹胀、易疲乏、大便时干时稀、脉弦细，为脾虚肝郁之象。

辨气血不足、脏腑官窍失养证：耳鸣、胆怯、心悸、失眠、多梦、记忆力减退、唇干易裂、面色少华、唇舌色淡，为气血不足、脏腑官窍失养之象。

辨湿浊下注证：白带色黄量多，脉滑为湿浊下注之象。

综观症、舌、脉表现，病位在脑，病变与脾脏、心脏、肝脏密切相关，属里证、虚多实少证，本虚标实，以脾虚、气血不足为本，肝郁、湿浊为标，证名是脾虚肝郁、气血不足、湿浊内停、脑窍失养。

【治疗理论】

以"治标与治本""扶正祛邪""调理脏腑"为总则，属虚多实少证，为本虚标实，本着"标本兼治""虚则补之""实则泻之""顺应肝脾的生理特性""肝脾同治"的原则，以补虚为主，泻实为辅，八法中采用和法、消法、补法三法。具体治法为补益气血，疏肝健脾，升清祛浊。

【中药理论】

病案的处方应体现治法，即益气健脾，养血疏肝。依据药性理论选取中药：四气选用偏温能甘温益气、偏寒能甘寒补阴；五味选用甘味能补益、和中、调和药性，辛味能行气、能芳香醒脾、能升；归经选归脾、心、肝经；药选偏升浮之品以升阳气。

【方药分析】

1. 处方资料

醋柴胡 10 克，香附 10 克，佛手 10 克，白芍 12 克，当归 12 克，龙眼肉 10 克，炙黄芪 20 克，党参 10 克，炒白术 10 克，砂仁^{后下} 6 克，石菖蒲

10 克, 远志 10 克, 炒酸枣仁 15 克, 炒谷芽 10 克, 炒麦芽 10 克, 炙甘草 6 克, 生姜^{自备}3 片, 大枣^{自备}2 枚, 7 剂, 水煎服, 日 2 次。

2. 方药选取

患者属虚多实少, 辨证为脾虚肝郁、气血不足、脑窍失养证, 以益气健脾、养血疏肝为法, 用归脾汤合逍遥散加减。归脾汤出自《济生方》, 主治心脾气血两虚证, 由白术、茯神、黄芪、龙眼肉、炒酸枣仁、人参、木香、当归、炙甘草、远志、生姜、大枣组成, 具有益气补血、健脾养心的作用; 逍遥散出自《太平惠民和剂局方》, 主治肝郁、血虚、脾弱证, 由炙甘草、当归、茯苓、白芍、白术、柴胡、生姜、薄荷组成, 具有疏肝解郁、养血健脾的作用, 二方非常符合本案脾虚肝郁、气血不足的病机, 全方去木香、薄荷, 加香附、砂仁、佛手, 以增强疏肝气、理脾气的作用, 去茯苓防其淡渗趋下之性妨碍清阳上升、荣养清窍的作用, 加入石菖蒲、远志增强安神的作用。

3. 处方分析

醋柴胡、香附、佛手味辛, 归肝经, 能疏肝解郁, 其中柴胡能升举阳气; 白芍、当归、龙眼肉味甘、质润, 能补血, 同时补血药能防止疏肝药物太过辛散、伤肝阴而加重肝郁的弊病; 炙黄芪、党参、炒白术、炙甘草、龙眼肉味甘、归脾, 能益气健脾, 与补血药同用达到补养气血、健脾之功; 石菖蒲、远志、炒酸枣仁安定神志; 砂仁、佛手气味芳香, 归脾、胃经, 能理气和中, 与补养气血药配合, 达到补而不壅滞的目的; 炒白术、砂仁能祛湿, 其中炒白术能燥湿, 砂仁能化湿; 生姜、大枣调和脾胃, 炒谷芽、炒麦芽归脾、胃经, 炒香能悦脾开胃、行气消食, 二组药配合能促进方中药物的运化吸收; 诸药配伍达到气血得补、肝脾得调、痰湿得消、脑窍得养的目的。

【预防理论】

注意劳逸结合, 按时休息, 减少气血的消耗, 以避免气虚脾弱、血虚肝郁的情况出现。

【按语】

患者头晕是脾气不足、肝郁气滞、气血不足三者共同作用的结果, 若脾气虚、化生气血不足, 血虚和肝郁均会加重; 气血不足, 肝失所养造成肝郁加重；肝郁乘脾造成脾虚更甚，脾虚化生气血更加不足。脾弱、血虚、肝郁这样周而复始的恶性循环，在治疗时益气健脾、疏肝解郁、补益阴血的治疗方法都需要考虑，但同时还需分清主次，应以益气健脾为主，养血疏肝为辅，通过补脾气实现运化功能正常，否则方中药物无法运化，所谓养血、疏肝一切均是徒劳。

阴虚阳亢、风阳上扰证案例

【病情资料】

徐某，男，59 岁，2014 年 4 月 3 日初诊。

主诉：头晕 1 周。

现病史：高血压 10 余年，一直服用降压药，近 1 周血压不稳定，有时正常，有时偏高，最高达 165/95mmHg。

刻下症：眩晕，耳鸣，两目干涩，舌发麻，面红如醉，失眠易醒，多梦，纳食正常，大小便正常，舌淡暗，苔淡黄，脉弦滑数。

体格检查：血压 160/95mmHg。

【诊断原则】

1. 整体审察

局部病状、全身情况：眩晕，耳鸣，两目干涩，舌发麻，面红如醉，失眠易醒，纳食正常，大小便正常，舌淡暗，苔淡黄，脉弦滑数，血压160/95mmHg。

疾病与性别、年龄、季节、病史的相关情况：老年男性，春季发病，有高血压病史，近 1 周血压不稳定。

2. 四诊合参

望诊：面红如醉，舌淡暗，苔淡黄，血压 160/95mmHg。

闻诊：无。

问诊：眩晕，耳鸣，两目干涩，舌发麻，失眠易醒，纳食正常，大小便正常，有高血压病史，近 1 周血压不稳定。

切诊：脉弦滑数。

【诊断原理】

1. 以常达变

正常表现：纳食正常，大小便正常，说明胃的功能正常，未影响大小便，是正常表现。

异常情况：春季脉弦、年老脉弦属于生理性退化，是正常脉象，结合两目干涩、面红如醉、耳鸣、脉数，是肝阴不足、阴虚阳亢的表现，弦脉主肝胆病，也属于异常脉象；综合分析，眩晕，耳鸣，两目干涩，舌发麻，面红如醉，失眠易醒，舌淡暗，苔淡黄，脉滑数，血压160/95mmHg，是异常情况。

病名：起病较急，由血压不稳定引起，以头晕为主症，伴耳鸣、两目干涩、舌发麻、面红如醉、失眠易醒，中医病名是眩晕。

2. 司外揣内

主诉头晕1周，结合耳鸣、两目干涩、舌发麻，依据藏象理论，病位在脑，与肾、肝、心有关。

3. 审症求因

主诉头晕，结合两目干涩、耳鸣、面红如醉、苔淡黄、脉弦滑数，与肝肾阴虚、肝阳偏亢、风阳上扰清窍有关；舌发麻，失眠易醒，与阴虚阳亢、舌窍失荣、心神不宁有关，舌淡暗与气血壅滞有关。综合分析，头晕的病因是阴虚阳亢，肝风上扰。

【病因理论】

1. 问诊求因

患者年近60岁，脏腑功能低下，肝肾亏虚，恰逢春季，自然界春季属木，肝气应时而旺，阳气升发，人体与之相适应，但肝阴不足，不能制约阳气，阳气过于亢盛，肝阳化风，风性主动，出现血压不稳的情况。通过问诊获得的病因是年龄大，肝肾不足，春季阳气升发，阴不制阳，肝阳化风。

2. 审症求因

通过审症获得的病因是阴虚阳亢，肝风上扰。

【病机理论】

《素问·上古天真论》："丈夫……七八，肝气衰，筋不能动。八八，天癸竭，精少，肾脏衰。"患者年近60岁，肝肾亏虚，恰逢春季，自然界春季属木，肝气应时而旺，阳气升发，人体与之相适应，但肝阴不足，不能制约阳气，阳气过于亢盛，肝阳化风，风性主动，出现血压不稳的情况；肝阴不足，阳亢化风，上扰清窍，故头晕、耳鸣、两目干涩、面红如醉、苔淡黄、脉弦滑数；阴虚阳亢，舌窍失荣，心神不宁，则舌发麻，失眠易醒；舌淡暗与气血壅滞有关。综合以上分析，病位在脑，病变与肝脏密切相关，涉及心、肾，属本虚标实，肝肾阴虚为本，肝阳上亢为标，本缓而标急，病机是阴虚阳亢，风阳上扰。

【辨证方法】

依据八纲辨证理论为里证、虚实夹杂证，属于内伤杂病的范畴，进一步使用脏腑辨证理论为肝阳上亢、风阳上扰、脑窍失养证。

1. 八纲辨证辨为里证、虚实夹杂依据

辨里证：无恶寒发热并见的表证，无寒热往来的半表半里证，病位在脑，脑部、肝脏、心脏的症状表现突出，符合里证特点。

辨虚实夹杂证：两目干涩为肝阴不足，属虚证；面红如醉为阳气上亢，舌发麻、舌淡暗为气血壅滞，经络不畅，属实证。属虚证与实证夹杂。

2. 脏腑辨证辨为肝阳上亢、风阳上扰、脑窍失养证依据

辨脑窍失养证：患者以头晕为主症，为脑窍失养证。

辨肝肾阴虚、肝阳上亢、风阳上扰证：年龄偏大，眩晕、耳鸣、两目干涩、面红如醉、苔淡黄、脉弦滑数，为肝肾阴虚、肝阳上亢、风阳上扰之象。

失眠易醒，为心神失养之象；舌发麻、舌淡暗为气血壅滞之象。

综观症、舌、脉表现，病位在脑，病变与肝脏密切相关，涉及心、肾，属里证、虚实夹杂证。本虚标实，肝肾阴虚为本，肝阳上亢、风阳上扰为标，本缓而标急。证名是肝肾阴虚、肝阳上亢、风阳上扰、脑窍失养。

【治疗理论】

以"治标与治本""调理脏腑"为总则，属里证、虚实夹杂证，本虚标实，本着"标本兼治""顺应肝肾的生理特性""肝肾同治"的原则，以镇肝息风为主，辅以滋养肝肾为法，八法中采用清法、消法、补法三法。具体治法为镇肝息风，滋养肝肾。

【中药理论】

病案的处方应体现治法，即镇肝息风，滋养肝肾。依据药性理论选取中药：四气选用偏寒能制热；五味选用酸味入肝，能收敛生津，苦能降泄，淡能渗泄，甘味能补益；归经选归肝经；药选偏沉降之品以降气降火。

【方药分析】

1. 处方资料

醋柴胡10克，川楝子6克，广郁金10克，黄芩10克，炒栀子10克，刺蒺藜10克，夏枯草15克，车前子^{包煎}10克，泽泻10克，怀牛膝20克，生赭石^{先煎}15克，生龙齿^{先煎}15克，生地黄15克，白芍15克，赤芍15克，石决明^{先煎}15克，石菖蒲10克，远志10克，天冬15克，麦冬15克，茯苓15克，熟大黄6克，7剂，水煎服，日2服。

2. 方药的选取

患者属本虚标实，以肝肾阴虚为本，肝阳上亢、风阳上扰为标，本缓而标急，标本兼治，治疗时以镇肝息风为主，辅以滋养肝肾，方以镇肝熄风汤加减。本方出自《医学衷中参西录》，主治类中风，由怀牛膝、生赭石、生龙骨、生牡蛎、生龟甲、生杭白芍、玄参、天冬、川楝子、生麦芽、茵陈、甘草组成，具有镇肝息风、滋阴潜阳的作用，与病案肝肾阴虚、肝阳偏亢、阳亢化风的病机相同。因病情未到肝肾阴虚、肝阳化风、气血逆乱的严重情况，全方药物大部分选用，根据实际情况去龟甲，减少补肝肾、平肝潜阳之力，加重清泻肝热与安神的作用，并用炒栀子、车前子、泽泻、茯苓和大黄使热从大小便分消。

3. 处方分析

石决明、生赭石、生龙齿质重、性寒、归肝，能镇肝清肝，平肝潜阳；黄芩、炒栀子、刺蒺藜、夏枯草味苦、性寒，多归肝、胆经，能清泻肝火，消耗过亢的阳气以平肝潜阳；车前子、泽泻、茯苓利尿泻浊，仿天麻钩藤饮中益母草活血利水之意，三药趋势向下，有利于肝阳下潜。三组药同用能镇肝、清肝、泻肝，使过亢的阳气向下潜藏，达到平肝的目的。肝体阴而用阳，以血为体，以气为用，生地黄、白芍、天冬、麦冬性味甘寒，能补肝阴，醋柴胡、川楝子、广郁金味辛、归肝经，能疏肝理气，两组药同用，体现了补肝体、实肝用的目的。肝为刚脏，喜条达而恶抑郁，过用石决明、生赭石、生龙齿等性寒重镇之品以强制镇肝，势必影响肝脏疏泄条达的特性，出现压而不服、肝阳暴涨、气血逆上的现象，配合醋柴胡、川楝子、广郁金清泄肝热，疏理肝气，以顺肝性，有利于平肝潜阳；赤芍活血，配理气之品使气血通畅，防止郁滞；石菖蒲、远志、茯苓安定神志以利睡眠；怀牛膝引血、引火下行，又补益肝肾，以协助平肝潜阳；熟大黄使邪气从大便而解。诸药配伍，以镇肝清肝为主，滋养肝肾为辅，最终达到平肝、潜阳、息风的目的。

【预防理论】

通过辨证可知，肝肾阴亏、肝阳上亢、肝阳化风是导致患者出现头晕的根本原因，若治疗不及时，就会出现猝然昏倒，不省人事，中风、中脏腑的严重后果。《素问·调经论》指出"血之与气，并走于上，则为大厥，厥则暴死"。为了避免发生肝阳暴亢，气血逆乱，气与血并走于上，壅遏清窍而致昏厥的严重情况，需要通过汤药来消除不适症状，控制血压，同时能增强患者服用降压西药的敏感性，患者不服汤药后，通过口服西药达到长期降压的目的。

【按语】

患者头晕的病机是肝肾阴虚、肝阳上亢、风阳上扰，虽然病位在脑，实际病变与肝的关系密切，治疗时以调肝为法，其中肝阴不足则养肝柔肝，肝火上扰则清肝泻肝，肝阳上亢则平肝潜肝，并配合疏肝。通过调理肝脏气血，调节肝主疏泄和主藏血的生理功能，达到恢复肝脏调达之性的作用。

中风后遗症

瘀血阻络、经脉不通证案例

【病情资料】

赵某，男，72岁，2009年3月17日初诊。

主诉：左侧半身发胀、发麻10个月。

现病史：2008年5月28日患者在工作时突然出现左侧肢体活动不利，当时医院诊断右侧脑出血（轻度），经治疗后CT示右侧脑出血已吸收，但患者自感左侧半身发胀、发麻，踝关节以下感觉更差，言语欠清晰，自行走路来就诊。

刻下症：患者自感左侧半身发胀，发麻，双足不温、麻木感重，思路清晰，语言欠清楚，流口水，头晕，纳食正常，夜尿2~3次，大便正常，精神佳，双上下肢肌力正常，舌淡红，苔淡黄腻，脉沉弦细。

既往史：有高血压病史20年，平时服西药控制，有时血压偏高。

个人史：平素脾气急躁。

【诊断原则】

1. 整体审察

局部病状、全身情况、实验室检查：左侧半身发胀、发麻10个月，自行走路就诊，双足不温、麻木感重，思路清晰，语言欠清楚，流口水，头晕，纳食正常，夜尿2~3次，大便正常，精神佳，双上下肢肌力正常，舌淡红，苔淡黄腻，脉沉弦细，最近CT示右侧脑出血已吸收。

疾病与性别、年龄、病史、工作、性格的相关情况：老年男性，高血压病史20年，有时血压偏高，正在工作时突然出现左侧肢体活动不利，平素脾气急躁。

2. 四诊合参

望诊：精神佳，流口水，自行走路，双上下肢肌力正常，舌淡红，苔淡黄腻，CT 示右侧脑出血已吸收。

闻诊：思路清晰，语言欠清楚。

问诊：头晕，左侧半身发胀、发麻，双足不温、麻木感重，纳食正常，夜尿 2~3 次，大便正常，10 个月前工作时引发，有高血压病史，有时血压偏高，平素脾气急躁。

切诊：脉沉弦细。

【诊断原理】

1. 以常达变

正常表现：精神佳，自行走路，思路清晰，纳食正常，大便正常，双上下肢肌力正常，舌淡红，说明疾病没有影响患者的消化、思维、运动功能，也没有对精气神、大小便造成影响，是正常表现。

异常情况：老年弦脉属于生理性退化，脉弦是正常脉象，结合平素性格急躁，是肝郁化火的现象，脉弦主肝胆病，也属于异常脉象；综合分析，左侧半身发胀、发麻，双足不温、麻木感重，语言欠清楚，流口水，头晕，夜尿 2~3 次，苔淡黄腻，脉沉弦细，血压偏高，是异常情况。

病名：发病突然，病史较长，以左侧半身发胀、发麻为主症，伴语言欠清楚，流口水，中医属于中风范畴，根据病程时间，分为急性期、恢复期、后遗症期，案例病程已超过 6 个月，中医病名是中风后遗症。

2. 司外揣内

主诉左侧半身发胀、发麻 10 个月，伴头晕，脑为"清阳之府"，主司人的语言、运动等，病证与脑有关。语言欠清楚，声音的发出是肺、喉、会厌、舌、齿、唇、鼻等器官协调活动、共同发挥作用的结果，其中肺主气，司呼吸，气动则有声，为发声的动力，喉是发声机关，声由喉出，其余部分则对声音起协调作用；肾主纳气，为气之根，肾间动气上出于舌而后才能发出声音；肝主疏泄，可调畅气机；脾为气血生化之源；心主神志，言语发声受心神支配：故语言欠清楚与五脏有关。双足不温，夜尿 2~3 次，与肾阳不足、气化失司有关。依据藏象理论，病位在脑，与心、肝、脾、肺、肾五脏有关。

3. 审症求因

主诉左侧半身发胀、发麻 10 个月，伴麻木感重，头晕，语言欠清楚，流口水，与经络气血不畅有关；结合双足不温，夜尿 2~3 次，与肾阳不足有关，结合苔淡黄腻与痰郁、热郁有关；综合分析，左侧半身发胀、发麻的病因是肾阳不足、痰郁、热郁、经络不畅。

【病因理论】

1. 问诊求因

左侧半身发胀、发麻 10 个月，结合脑出血病史 10 个月，与瘀血内停有关；经络是运行气血、联络脏腑肢节、沟通上下内外、调节人体功能的一种特殊网络，经络生理功能的健全与否，取决于气血之盛衰，结合年老脏腑正气不足，与经络气血亏虚有关；结合平素性格急躁与气郁、火郁有关。通过问诊获得的病因是经络气血不足，气郁、火郁、血瘀。

2. 审症求因

通过审症获得的病因是肾阳不足、痰郁、热郁、经络不畅。

【病机理论】

《素问·上古天真论》："丈夫……七八，肝气衰，筋不能动。八八，天癸竭，精少，肾脏衰。"患者年逾七旬，肝肾亏虚，兼之平素性格急躁，造成肝肾阴虚，肝阳偏亢，故时有血压偏高，又因为工作劳累伤气伤血，脑中经络气血亏虚，同时引起脏腑阴阳更加失调，此时肝阳更加无制，夹热、夹痰上冲脑络，形成血溢右侧脑络，西医所谓右侧脑出血，此时脉络空虚，又有风、火、痰、瘀之邪闭阻经络，经络不畅，即成偏枯，故左侧肢体发胀、发麻，头晕，语言欠清楚，流口水；双足不温、麻木感重，夜尿 2~3 次为肾阳不足之象；苔淡黄腻为湿热，脉沉弦细为肝阴不足之象。综合以上分析，病位在脑，病变与肝、肾密切相关，涉及心、脾、肺，属虚实夹杂，虚是肝肾不足、气血亏虚，实是痰湿、瘀血、气滞、火郁，病机是经脉不通。

【辨证方法】

依据八纲辨证理论为里证、虚实夹杂证，属于内伤杂病的范畴，进一步使用脏腑辨证理论为肾阳不足、气血不足、肝郁化火、痰瘀内阻、经脉失通证。

1. 八纲辨证辨为里证、虚实夹杂证依据

辨里证： 无恶寒发热并见的表证，无寒热往来的半表半里证，病位在脑，脑部、肾脏、肝脏、心脏的症状表现突出，符合里证特点。

辨虚实夹杂证：双足不温、夜尿为肾阳不足，属虚证；淡黄腻为湿热之象，属实证。湿热阻络、阳气不足均可导致经络不畅，出现半身发胀、发麻，为虚实夹杂；湿热内蕴、阳气不足均可影响脑窍，发为头晕，为虚实夹杂。属虚证与实证夹杂。

2. 脏腑辨证辨为肾阳不足、气血不足、肝郁化火、痰瘀内阻、经脉失通证依据

辨瘀血阻络、气血不足、经脉失通证：脑血管后遗症，无论是脑出血、脑血栓，还是开颅手术后，都有瘀血内停。患者有脑出血病史，年龄大，以患肢为重，左侧肢体发胀、发麻，伴头晕、流口水、语言欠清晰，为瘀血阻络、气血不足、经脉失通之象。

辨湿热内蕴、肝郁化火证：性格急躁、脉弦，为肝郁气滞化火之象；苔淡黄腻为湿热内蕴之象。

辨肾阳不足证：双足不温、夜尿、脉沉细，为肾阳不足之象。

综观症、舌、脉表现，病位在脑，病变与肝、肾密切相关，涉及心、脾、肺，属里证、虚实夹杂证。证名是肝肾不足，气血亏虚，肝郁化火，痰瘀内阻，经脉失通。

【治疗理论】

以"扶正祛邪""调理脏腑"为总则，属虚实夹杂证，本着"热者寒之""寒者热之""虚则补之""实则泻之""顺应肝肾的生理特性""肝肾同治"的原则，治疗以疏通经脉为法，八法中采用清法、消法、温法、补法四法。具体治法为补益肝肾气血，疏肝解郁清热，化痰活血通经。

【中药理论】

病案的处方应体现治法，即疏肝解郁清热，补益肝肾气血，化痰活血通经。依据药性理论选取中药：四气选用偏寒能制热，偏温能治寒湿；五味选用酸味能入肝，能补肝阴，苦能降泄燥湿，淡能渗泄，甘味能补益，辛能行气活血；归经选以归肝、肾经为主；药选偏沉降之品以降气、降火。

【方药分析】

1. 处方资料

醋柴胡 10 克，茵陈 10 克，广郁金 10 克，当归 10 克，赤芍 10 克，白

芍 10 克，生黄芪 30 克，桂枝 15 克，川续断 10 克，怀牛膝 20 克，地龙 10 克，鸡血藤 15 克，生鳖甲^{先煎}6 克，天麻 10 克，生磁石^{先煎}20 克，补骨脂 10 克，14 剂，水煎服，日 2 次。

2. 方药的选取

患者属虚实夹杂，治疗以祛实补虚、疏通经脉为法，具体治法为疏肝解郁清热，补益肝肾气血，化痰活血通经，方用补阳还五汤合镇肝熄风汤加减。

补阳还五汤出自《医林改错》，主治气虚血瘀之中风，由生黄芪、当归尾、赤芍、地龙、川芎、红花、桃仁组成，具有补气、活血、通络的作用，川芎向上走窜之力太强，恐加重肝阳上亢之势，祛除不用，瘀血不甚减去红花、桃仁。

镇肝熄风汤出自《医学衷中参西录》，主治类中风，由怀牛膝、生赭石、生龙骨、生牡蛎、生龟甲、生杭白芍、玄参、天冬、川楝子、生麦芽、茵陈、甘草组成，具有镇肝息风、滋阴潜阳的作用。现患者处于中风后遗症阶段，肝阳上亢之势不甚，故减少调肝之品，加强疏通经络的作用。

3. 处方分析

醋柴胡、茵陈、郁金味辛苦、性寒，归肝经，能疏肝解郁、清肝降火，同时茵陈、郁金能清利湿热，有利于痰郁、火郁的祛除；当归、赤芍、白芍、鸡血藤、生黄芪、桂枝益气养血、活血通络；地龙、鸡血藤、天麻加强通络之功；天麻、磁石有平抑肝阳作用；川续断、牛膝、补骨脂补益肝肾，其中牛膝有引气火下行之意，补骨脂性温能补肾助阳、固精缩尿；生鳖甲软坚散结，滋阴潜阳，与当归、赤芍同用可加强活血之功，有利于瘀血的祛除，与天麻、川续断、牛膝同用可加强滋阴、平抑肝阳之功；诸药配伍则达到疏肝解郁清热、补益肝肾气血、化痰活血通经的目的。

【预防理论】

控制血压，保持情绪平稳，不可劳累。患者年高体弱，水湿、痰饮、瘀血等病理产物容易蓄积，血压升高，情绪不稳，容易肝阳上亢，劳则气耗，造成脏腑失常，肝肾不足，不能制约肝阳，阳亢化风夹痰、湿、火、瘀等邪气上泛脑窍，诱发中风。

【按语】

此例脑出血后遗症，患者年高体弱，有高血压病史，平时性情急躁，属虚实夹杂。既有肝肾不足，脉络气血亏虚，又有痰湿、瘀血和气火阻于脉络，最终导致经络不通。因此治疗时既要补益肝肾气血，充实脉络，又要祛除停留在脉络的痰、火、气、瘀，这样才能使经络通利。

鼻　疖

湿热毒聚、经络不通证案例

【病情资料】

张某，男，23岁，2017年4月25日初诊。

主诉：鼻疮4年余。

现病史：患者4年前在左侧鼻翼处反复起疮，每次1个，触之则痛，破后流黄色脓水，食辣后加重，在同一部位时起时消。

刻下症：昨日鼻疮新起1个，疮处色鲜红，黄豆大小，触之痛，无发热恶寒，喜甜食，不熬夜，眠可，纳食香，大便发黏，最多时每日3~4行，小便正常，咽部多血丝，舌质红，苔黄微厚，脉弦滑。

【诊断原则】

1. 整体审察

局部病状、全身情况：左侧鼻翼处起疮4年，触之则痛，破后流黄色脓水，时起时消，昨日鼻疮新起1个，黄豆大小，疮处色鲜红，触之痛，无发热恶寒，睡眠正常，纳食香，大便发黏，最多时每日3~4行，小便正常，咽部多血丝，舌质红，苔黄微厚，脉弦滑。

疾病与性别、年龄、饮食、起居的相关情况：年轻男性，喜甜食，食辣后加重，不熬夜。

2. 四诊合参

望诊：左侧鼻翼处起疮，黄豆大小，疮处色鲜红，咽部多血丝，舌质红，苔黄微厚。

闻诊：无。

问诊：无发热恶寒，鼻疮反复出现，食辣后加重，破后流黄色脓水，时起时消，不熬夜，睡眠正常，纳食香，喜甜食，大便发黏、最多时每日3~4行，小便正常。

切诊：触之痛，脉弦滑。

【诊断原理】

1. 以常达变

正常表现：无发热恶寒，不熬夜，睡眠正常，纳食香，小便正常，说明患者无表证、生活起居规律，疾病没有对患者的饮食、睡眠、小便造成影响，是正常表现。

异常情况：春季脉弦是正常脉象，结合鼻疮触之痛，破后流黄色脓水的表现，脉弦主痰饮、疼痛，也属于异常脉象；年轻人气血充盛，脉滑是正常脉象，结合鼻疮色红，破后流黄色脓水的表现，脉滑主痰饮、实热，也属于异常脉象；综合分析，左侧鼻翼处起疮，黄豆大小，疮处色鲜红，触之痛，喜甜食，食辣后加重，大便发黏，最多时每日3~4行，咽部多血丝，舌质红，苔黄微厚，脉弦滑，是异常情况。

病名：从病史、发病情况、局部表现分析，患者鼻疮病史4年余，反复发作，以左侧鼻翼处反复起疮为主要表现，发生在肌肤浅表部位、范围较小，临床特点是色红、疼痛，突起根浅，肿势局限，黄豆大小，范围小于3厘米，易脓、易溃、易敛，属于疖病范畴，出现在鼻部，中医病名是鼻疖。

2. 司外揣内

主诉鼻疮4年余。鼻居面部中央，为肺之窍，外象属土，为脾所主；《灵枢·五色》"方上者，胃也"，方上指鼻尖两侧鼻翼部，鼻翼由皮肉组成，肺主皮毛，脾主肌肉，鼻翼属脾、胃、肺；足阳明胃经起于鼻翼两侧迎香穴，上行到鼻根部，鼻翼与足阳明胃经有关。依据藏象经络理论，鼻疮与肺、脾、胃均有关。

3. 审症求因

左侧鼻翼处起疮，依据阴阳辨证，结合急性发作，昨日突然出现，局部表现为疮处色鲜红，触之痛，食辣后加重，全身表现为咽部多血丝、舌质红、苔黄微厚、脉滑，属阳证，与热毒有关，热毒壅聚在局部与气血相搏，血败肉腐而成脓，破后流黄色脓水，与湿亦有关；依据部位辨证，《疡科心得集》："盖疡科之证，在上部者，俱属风温风热，风性上行故也。"鼻疮与风热关系密切，但鼻疮4年，只在一处反复出现，应是热邪重于风邪；结合全身表现，咽部多血丝，大便发黏，舌质红，苔黄微厚，脉弦滑，与湿热毒有关。综合分析，鼻疮的病因是风湿热毒蕴结，经络不畅，热毒为重，湿为轻，风更轻。

【病因理论】

1. 问诊求因

鼻疮4年余，结合年龄，年轻男性，气血充足，阳气充盛，阳气有余便是火，再结合饮食习惯，甜食入脾胃，有补益脾胃的作用，但偏嗜甜食、食辣容易增热助湿。通过问诊获得的病因是年轻男性喜甜食、食辣导致湿热内蕴。

2. 审症求因

通过审症获得的病因是风湿热毒蕴结，经络不畅。

【病机理论】

年轻男性，气血充足，阳气充盛，阳气有余便是火，结合偏嗜甜食和食辣，容易增热助湿，湿热毒内蕴，循经阻于鼻部，局部经络不畅，出现鼻疮，疮处色鲜红，触之痛，破后流黄色脓水；大便发黏，咽部多血丝，舌质红，苔黄微厚，脉弦滑，与湿热有关。综合以上分析，病位在鼻，病变与肺、脾、胃密切相关，属实证，风湿热毒蕴结鼻部，热毒为重，病机是风湿热毒蕴结，经脉不通。

【辨证方法】

依据八纲辨证理论为阳证，属于皮肤疾病的范畴，进一步使用脏腑辨证理论为肺胃有热、大肠有湿、湿热毒蕴结于鼻证。

1. 八纲辨证辨为阳证依据

辨阳证： 急性发作，突然出现，局部表现是左侧鼻翼处起疮、疮处色鲜红、触之痛、食辣后加重，全身表现是咽部多血丝，舌质红、苔黄微厚、脉滑，符合阳证特点。

2. 脏腑辨证辨为肺胃有热、大肠有湿、湿热毒蕴结于鼻证依据

辨湿热毒蕴结于鼻证： 患者以鼻疮为主症，疮处色鲜红、触之痛、破后流黄色脓水、舌质红、苔黄微厚、脉弦滑，为湿热毒蕴结于鼻、经络不通之象。

辨大肠有湿证： 大便发黏为大肠有湿之象。

辨肺胃有热证： 咽部多血丝为肺胃有热、上灼咽喉之象。

综观症、舌、脉表现，病位在鼻，病变与肺、脾、胃密切相关，涉及大肠，属阳证，为邪实，证名是湿热毒聚、经络不通。

【治疗理论】

以"扶正祛邪"为总则，属阳证，为邪实，本着"实则泻之""热者寒之"的原则，以祛邪为法，八法中采用清法、消法二法，具体治法为清热解毒祛湿，散结消肿通络。

【中药理论】

病案的处方应体现治法，即清热解毒祛湿，散结消肿通络。依据药性理论选取中药：四气选用偏寒能制热；五味选用辛能发散能升，能行气活血，苦能降泄燥湿，淡能渗泄；归经以肺、脾、胃经为主；药选升浮之品以引药上行，选沉降之品以祛邪，使湿热毒从大小便分解。

【方药分析】

1. 处方资料

升麻 6 克，牛蒡子 10 克，黄芩 10 克，黄连 6 克，生石膏^{先煎}20 克，连翘 15 克，金银花 30 克，白芷 10 克，蒲公英 15 克，陈皮 10 克，当归 12 克，皂角刺 5 克，熟大黄 10 克，7 剂，水煎服，日 2 次，第 3 煎外敷。

2. 方药的选取

患者属阳证，为邪实，以祛邪为法，具体治法为清热解毒祛湿，散结消肿通络，方用银翘散、清胃散、仙方活命饮加减。

银翘散出自《温病条辨》，主治温病初起，邪在肺卫，由连翘、金银花、苦桔梗、薄荷、竹叶、生甘草、荆芥穗、淡豆豉、牛蒡子、鲜芦根组成，具有辛凉透表、清热解毒的功效。处方中选连翘、金银花、牛蒡子，归肺、胃经，以清热解毒，质地轻清能疏散热邪。

清胃散出自《脾胃论》，主治胃火牙痛，由生地黄、当归、牡丹皮、黄连、升麻组成，具有清胃凉血的功效。处方中选当归、黄连、升麻，黄连苦寒，归脾、胃经，能清热解毒，升麻辛微寒，归脾、胃经，能宣达郁遏之伏火，且升麻为阳明经引经药，可引药直达鼻部，当归养血活血以利于散结。

仙方活命饮出自《校注妇人良方》，主治痈疡肿毒初起，由白芷、贝母、防风、赤芍、当归尾、甘草、皂角刺、穿山甲、天花粉、乳香、没药、金银花、陈皮组成，具有清热解毒、消肿溃坚、活血止痛的功效。处方中选金银花、白芷、当归、陈皮、皂角刺以清热解毒祛湿、行气活血散结，且白芷为阳明经的引经药，再加强清热解毒祛湿之品。

3. 处方分析

金银花、连翘、蒲公英、牛蒡子、黄芩、黄连、生石膏、熟大黄清热解毒祛湿，其中金银花善清热解毒疗疮，乃"疮疡圣药"，故重用；升麻、白芷疏风散表，以助散结消肿，又为阳明经引经药，引药直达鼻部；陈皮、当归、皂角刺性温，其中陈皮辛香走窜，温通苦燥，入脾胃经，能行气燥湿，当归养血活血，皂角刺疏通经络，消肿散结，三药合用能行气活血通络、散结消肿止痛，同时防纯用寒凉之品，冰凝肌肉，难腐难敛。方中清热解毒祛湿与散风活血共举，寒凉以解热毒，辛温以散瘀滞，有利于祛湿。此方内服清热解毒祛湿作用集中，兼散风透邪，局部外敷有助于疖肿消散。

【预防理论】

少吃辛辣和甜食，以免增湿助热，患疖时忌食鱼腥发物，防止病情反复，不能挤压鼻疖，鼻部血脉丰富，其脉络内通于脑，发生疖肿时，若妄行挤压，邪毒循脉入脑，由浅入深导致危象。

【按语】

《内经》："邪之所凑，其气必虚。"由于鼻部正气暂虚，湿热毒邪循经上攻，正邪相争，邪气蕴结在鼻部，鼻部气血瘀阻，脉络不畅，则鼻部生疮。面为阳中之阳，鼻居面之中，手足阳明经在鼻翼旁的迎香穴直接交会，阳明为多气多血之经，且督脉终止于鼻，鼻受阳气最盛。鼻为呼吸之气出入的门户，与天地之气相通，而且鼻内藏有血堂，血脉充盛，故为多气多血之窍。疾病发生于多气多血之地，实证居多，只需要祛邪，并注重行气活血，采取祛除湿热毒邪、疏通脉络气血的方法，自然肿消结散。

粉　刺

湿热毒蕴、风邪袭表证案例

【病情资料】

张某，女，41 岁，2019 年 4 月 10 日初诊。

主诉：面部起疹 6 年余。

现病史：6 年前突然出现面部起疹、微痒，疹色红，密集，疹内有白点，其间曾到某医院就诊，医院开激素类药膏外用，涂则消，不涂则起，反复出现，吃辛辣、海鲜、发物则痒甚，夏天更重。此患者经常给来访者讲课，粉刺影响自己仪容仪表，领导多次提示，自己心理压力大，今来就诊。

刻下症：面部红疹密集，抚之碍手、压之褪色，疹内有白点，微痒，易出汗，睡眠正常，饮食尚可，喜吃肉，大便干，2~3 日 1 行，小便正常，舌质红，苔腻，脉弦滑。

个人史：平素脾气急躁。

【诊断原则】

1. 整体审察

局部病状、全身情况：面部红疹密集，疹内有白点，微痒，易出汗，睡眠正常，饮食尚可，大便干，2~3 日 1 行，小便正常，舌质红，苔腻，脉弦滑，脾气急躁易怒。

疾病与性别、年龄、季节、饮食、情绪的相关情况：中年女性，平素喜吃肉，吃发物、夏天、生气疹会加重。

2. 四诊合参

望诊：疹密集色红，抚之碍手、压之褪色，疹里有白点，舌质红，苔淡黄腻，咽红。

闻诊：溃后白点微有腥臭味。

问诊：面部反复起疹、微痒，易出汗，睡眠正常，饮食尚可，大便干，2~3 日 1 行，小便正常，平素脾气急躁易怒，喜吃肉，吃发物、生气、夏季疹会加重。

切诊：脉弦滑。

【诊断原理】

1. 以常达变

正常表现：病案中患者睡眠正常，饮食尚可，小便正常，说明病位浅，对脏腑的影响轻微，是正常表现。

异常情况：患者年轻气血充盛，脉滑是正常脉象，结合面部起疹，疹色红，疹里有白点，平素喜吃肉，滑脉主痰饮、实热、食积，也属于异常脉象；春季脉弦是正常脉象，结合疹里有白点、平素脾气急躁，弦脉主肝胆病、痰饮，也属于异常脉象；综合分析，面部起疹、微痒，疹色红，密集，疹内有白点，易出汗，喜吃肉，大便干，2~3 日 1 行，舌质红，苔腻，脉弦滑，是异常情况。

病名：从病史、发病情况、局部表现，面部起疹 6 年多，起病急，发生在面部肌肤浅表部位，有季节、饮食、情绪诱因，以面部起疹，红疹密集，抚之碍手、压之褪色，疹内有白点，微痒为主要表现，与《医宗金鉴·外科心法要诀》"此证由肺经血热而成。每发于面鼻，起碎疙瘩，形如黍屑，色赤肿痛，破出白粉汁"描述相符，中医文献中称"肺风粉刺""面疱""酒刺"，俗称"青春疙瘩""青春痘"，西医称为痤疮，中医病名是粉刺。

2. 司外揣内

主诉面部起疹六年余，发病部位在面部、皮肤表面，依据藏象理论，肺主皮毛，阳明主面，病位在肺、胃。中医认为斑发阳明，疹发太阴，患者的粉刺应属疹的范畴，责之于太阴，太阴与肺、脾有关。依据藏象理论，面部起疹与肺、脾、胃有关。

3. 审症求因

以面部起疹为主症，结合突然发起、微痒，风性善行数变，风盛则痒，说明与风有关，结合疹色红、舌质红，说明与热有关，结合疹里有白点，溃后白点微腥臭味，舌苔腻，说明与湿有关。综合分析，面部起疹的病因是风、湿、热。

【病因理论】

1. 问诊求因

急躁易怒导致肝火内生、气机不畅，气火郁结则内生痰湿，夏季湿热较盛，体内湿热增多，则粉刺加重，多食肉则易生痰湿，通过问诊获得的原因是湿、热。

2. 审症求因

通过审症获得的原因是风、湿、热。

【病机理论】

从患者皮损看，发生在面部肌肤浅表部位，有季节、饮食、情绪诱因，起病急，疹微痒，面部起疹，红疹密集，疹内有白点，说明与风、湿、热有关；弦脉主肝胆病、疼痛、痰饮、惊风，结合急躁易伤肝，喜吃肉易生痰湿，疹溃后白点有腥臭味的表现，弦脉属肝郁气滞、痰饮之象；滑脉主痰湿、食滞、实热，结合疹色红、疹里有白点，溃后白点微腥臭味和饮食正常的表现，滑脉属湿热之象；舌质红主热证，苔腻主痰饮。综合分析，病位在面部皮肤，病变与肺、脾、胃密切相关，属实证，热毒邪气重于风邪、湿邪，病机是风湿热毒，蕴结体内，发于头面。

【辨证方法】

依据八纲辨证理论为阳证，属于皮肤疾病的范畴，进一步使用脏腑辨证理论为湿热毒蕴、风邪袭表、兼肝郁气滞证。

1. 八纲辨证辨为阳证依据

辨阳证：从患者发病情况、皮损、预后看，发病急，面部皮肤突然起疹，疹色红，微痒，疹易消、易溃、易敛，符合阳证特点。

2. 脏腑辨证辨为湿热毒蕴、风邪袭表，兼肝郁气滞证依据

辨风邪袭表证：患者以面部起疹为主症，伴皮疹微痒，为风邪袭表之象。

辨痰湿蕴结证：疹里有白点、溃后白点微有腥臭味、喜吃肉、舌苔腻，为痰湿蕴结之象。

辨热毒在里证：疹色红、处于夏季、生气后疹会加重、舌质红，为热毒在里之象。

辨肝郁气滞证：急躁易怒、脉弦滑，为肝郁气滞、湿热之象。

综观症、舌、脉表现，病位在面部，病变与肺、脾、胃密切相关，属阳证，为邪实，热毒邪气重于风邪、湿邪，证名是湿热毒蕴、风邪袭表证。

【治疗理论】

以"扶正祛邪"为总则，属阳证，为邪实，本着"其在皮者，汗而发之""热者寒之""实则泻之"的原则，以祛邪为法，采用清法、消法、汗法三法，其中清热为主，消法、汗法为辅，具体治法为清热解毒，祛除湿邪，散风止痒。

【中药理论】

病案的处方应当体现治法，即清热解毒，祛除湿邪，散风止痒。依据中药的药性理论，四气应选用寒凉之性以清热；五味选用辛、苦、淡三味，其中辛以发散风湿、苦能燥湿、淡能利湿；药物归经应以脾经、肺经为主；药选升浮之品引药直达面部皮肤，药选沉降使湿热邪气从大小便而解。

【方药分析】

1. 处方资料

荆芥 10 克，防风 10 克，浮萍 6 克，炒苍术 10 克，黄柏 10 克，黄芩 10 克，炒栀子 10 克，生地黄 15 克，牡丹皮 10 克，车前子^{包煎}10 克，泽泻 10 克，蒲公英 10 克，紫花地丁 10 克，连翘 20 克，大黄炭 10 克，生薏苡仁 20 克，7 剂，水煎服，日 2 次。

2. 方药的选取

患者属阳证，为邪实，以祛邪为法，具体治法为清热解毒，祛除湿邪，散风止痒，方用大连翘饮加减。大连翘饮出自《医宗金鉴》，主治小

儿赤游丹毒，由连翘、当归、赤芍、防风、木通、滑石、牛蒡子、蝉蜕、瞿麦、石膏、荆芥、生甘草、柴胡、黄芩、生栀子、车前子组成，具有散风利湿、清热解毒活血的作用。处方中选用荆芥、防风、黄芩、生栀子、连翘、车前子以散风祛湿、清热解毒，在此基础上加重清热利湿解毒、散风透邪之力。患者病证表现热毒重于风、湿，因此方中清热解毒之力重，辅以祛湿，稍加散风。

3. 处方分析

方中荆芥、防风、浮萍性味辛温，可发汗散邪，疏风解表，使邪从汗而解，同时质轻可引药直达面部皮肤；炒苍术、黄柏、黄芩、炒栀子微苦燥湿，车前子、泽泻、生薏苡仁味淡可利湿，配合炒栀子下行之性，引湿热从小便而解；大黄炭苦寒，可使湿热邪气从大便而解；方中黄芩、炒栀子、生地黄、牡丹皮、蒲公英、紫花地丁、连翘性偏寒，有清热解毒、清热凉血之功，尤其连翘有散结之功，有利于红疹的消退。全方以清热凉血解毒为主，又疏风解表祛湿，使风湿热从汗、小便、大便祛除。

【预防理论】

1. 饮食

辛辣、海鲜、牛羊肉属于辛、温之品，容易增热，肉属肥甘，易生痰湿，促进痤疮的发生。

2. 情志

情绪的变化会影响气机，尤其痤疮本是郁阻所致，因此更要情绪平和。中医有怒、喜、思、悲、恐五志过极化火之说，情绪过激更易助热。

3. 起居

要求晚上 11 点之前必须入睡。晚上 11 点为子时，子时是气血流注于胆经的时刻，此时胆经旺，胆的贮藏、排泄胆汁和主决断功能正常；若人体在子时不休息，会影响气血流注胆经，影响胆气生发，《素问·六节藏象论》云"凡十一脏取决于胆也"，若胆气没有生发起来，就会影响到全身气血，影响到其他脏腑的功能。因此，若子时人体未能安静入睡，则血不能归于肝中贮藏，影响肝的疏泄功能，从而易造成气机郁滞，从而产生湿、热。

从饮食、情志、起居上祛除湿热毒的病因，再配合中药治疗，做到防治同施，作用于个体，才能起效。

【按语】

针对湿热病证，祛湿清热法为基本治疗大法，通过宣湿、化湿、燥湿、利湿，兼以清热、通腑、开窍，达到祛湿清热的目的。病案病位在上焦面部，且热重，以清热解毒为主，采用荆芥、防风、浮萍宣湿，炒苍术、黄柏、黄芩、炒栀子燥湿，车前子、泽泻、生薏苡仁利湿，炒栀子通小肠腑，大黄炭泻大肠腑等方法来祛除湿邪。

颈部湿疮

风湿热蕴、化燥生风证案例

【病情资料】

王某，男，20岁，2020年1月15日初诊。

主诉：左侧颈部皮疹20天。

现病史：患者湿疹反复发作10余年，在脖子、头部、后背、会阴多见，部位不固定，使用西药药膏外涂，用则消，不用则起，平素喉中有痰，20天前左侧颈前部突然出现红色皮疹，痒，挠则有水，容易破溃，抓挠后皮疹增大，现在皮疹有1元硬币大小。

刻下症：左侧颈部皮疹，色不红，白天时痒，睡时痒甚，挠后有少量糠皮状鳞屑，影响睡眠，纳食正常，大便发黏，小便正常，舌尖红，苔薄黄，脉细滑。

个人史：平素喜食辛辣。

实验室检查：尿酸 $600\sim800\mu mol/L$。

【诊断原则】

1. 整体审察

局部病状、全身情况、实验室检查：湿疹反复发作10余年，在脖子、头部、后背、会阴多见，部位不固定，使用西药药膏外涂，用则消，不用则起，平素喉中有痰，20天前左侧颈前部突然出现红色皮疹，痒，挠则有水，容易破溃，抓挠后皮疹增大，现在皮疹有1元硬币大小，色不红，白天时痒，睡时痒甚，影响睡眠，挠后有少量糠皮状鳞屑，纳食正常，大便发黏，小便正常，舌尖红，苔薄黄，脉细滑，实验室检查尿酸600～800μmol/L。

疾病与性别、年龄、饮食的相关情况：年轻男性，平素喜食辛辣。

2. 四诊合参

望诊：皮疹1元硬币大小，色不红，舌尖红，苔薄黄，尿酸600～800μmol/L。

闻诊：无。

问诊：左侧颈前部红色皮疹，痒，挠则有水，容易破溃，搔后皮疹增大，白天时痒，睡时痒甚，影响睡眠，挠后有少量糠皮状鳞屑，纳食正常，大便发黏，小便正常，湿疹长期反复发作，部位不固定，使用西药药膏外涂，用则消，不用则起，20天前又突然出现，平素喉中有痰，平素喜食辛辣。

切诊：脉细滑。

【诊断原理】

1. 以常达变

正常表现：纳食正常，小便正常，说明疾病没有对患者的饮食、小便造成影响，是正常表现。

异常情况：年轻人气血充盛，脉滑是正常脉象，结合初起皮疹红色，挠则有水，喉中有痰，舌尖红的表现，脉滑主痰饮、实热，也属于异常脉象；综合分析，湿疹反复发作，在脖子、头部、后背、会阴多见，部位不固定，痒，初起红色皮疹，挠则有水，容易破溃，抓挠后皮疹增大，后期色不红，挠后有少量糠皮状鳞屑，平素喉中有痰，白天时痒，睡时痒甚，影响睡眠，大便发黏，小便正常，舌尖红，苔薄黄，脉细滑，尿酸高，是异常情况。

病名：以左侧颈部皮疹伴痒为主要表现，发生在肌肤浅表部位，皮疹局部表现是湿疹反复发作，在脖子、头部、后背、会阴多见，部位不固定，痒，初起红色皮疹，挠则有水，容易破溃，抓挠后皮疹增大，后期色不红，挠后有少量糠皮状鳞屑，西医称为湿疹，中医属于湿疮范畴，出现在颈部，中医病名是颈部湿疮。

2. 司外揣内

皮肤起疹，皮肤为一身之表，内合于肺，说明皮疹与肺有关；皮疹伴痒，《素问·至真要大论》"诸痛痒疮，皆属于心"，说明与心有关；初期皮疹挠则有水，"诸湿肿满，皆属于脾"，说明与脾有关。依据藏象理论，皮疹与心、肺、脾有关。

3. 审症求因

左侧颈前部皮疹20天，依据阴阳辨证，局部表现有急性发作过程，皮疹突然出现，痒，变化快，属阳证。湿疹反复发作，在脖子、头部、后背、会阴多见，部位不固定，痒，与风有关；初起红色皮疹，挠则有水，容易破溃，抓挠后皮疹增大，与湿热有关；后期色不红，挠后有少量糠皮状鳞屑，与化燥生风有关。结合全身表现，平素喉中有痰，大便发黏，舌尖红，苔薄黄，脉滑，与湿热有关。综合分析，湿疮的病因是湿热蕴结，化燥生风。

【病因理论】

1. 问诊求因

左侧颈前部皮疹20天，结合年龄，年轻男性，气血充足，阳气充盛，阳气有余便是火，再结合饮食习惯，食辣容易助热。通过问诊获得的病因是年轻男性，喜食辣导致火热内蕴。

2. 审症求因

通过审症获得的病因是湿热蕴结，化燥生风。

【病机理论】

初期，湿热与风邪搏结于腠理，风湿热邪浸淫于皮肤，发为湿疮，出现初起红色皮疹，挠则有水，容易破溃，抓挠后皮疹增大，中后期病久则风湿热郁于肌肤，损伤阴津、阴血，肌肤失养，化燥生风，则挠后有少量糠皮状鳞屑、疹痒，夜间阳气入于阴血，邪正交争剧烈，则睡时痒甚。从患者皮损情况看，皮疹在脖子、头部、后背、会阴多见，部位不固定，抓挠后皮疹增大，符合风性善行数变、风盛则痒的特点，说明与风有关；反复发作，挠则有水，容易破溃，符合湿性黏腻重浊、缠绵难愈、迁延反复的特点，说明与湿有关；皮疹初期色红，后期色不红，说明初期热邪重，后期热不显；尿酸高也是湿热内停之象；湿聚成痰则喉中有痰；舌尖红、苔淡黄厚腻、脉滑为湿热停聚之象；脉细，结合皮疹的发病情况，与湿和血虚有关。综合以上分析，病位在颈部皮肤，病变与肺、脾、心有密切关系，属虚实夹杂，湿疮处于慢性阶段，湿热已减，津血不足，化燥生风，病机是风湿热蕴结，化燥生风。

【辨证方法】

依据八纲辨证理论为阳证，属于皮肤疾病的范畴，进一步使用脏腑辨证理论为风湿热蕴结、阴血不足、化燥生风证。

1. 八纲辨证辨为阳证依据

辨阳证：从患者发病情况、皮损、预后看，湿疮反复发作，变化快，部位不固定，在脖子、头部、后背、会阴多见，皮疹痒，有急性发作过程，皮疹突然出现，初起红色皮疹，后期湿疹处有少量糠皮状鳞屑，疹易消、易溃、易敛，符合阳证特点。

2. 脏腑辨证辨为风湿热蕴结、阴血不足、化燥生风证依据

辨风湿热蕴结证：患者以左侧颈部皮疹为主症，皮损部位不固定、痒、抓挠后皮疹增大，为风证；初期红色皮疹、挠则有水、容易破溃，伴喉中有痰、大便发黏、尿酸高，舌尖红、苔淡黄厚腻，为湿热蕴结之象。

辨阴血不足、化燥生风证：后期皮疹不红、睡时痒甚、挠后有少量糠皮状鳞屑，为阴血不足、化燥生风之象。

脉细滑为湿热停聚、气血不足之象。

综观症、舌、脉表现，病位在颈部皮肤，病变与肺、脾、胃、心有密切关系，湿疮处于慢性阶段，属阳证，为虚实夹杂，证名是风湿热蕴结、化燥生风证。

【治疗理论】

以"扶正祛邪"为总则，属阳证，为虚实夹杂，本着"热者寒之""虚则补之""实则泻之"的原则，八法中采用补法、清法、消法三法。具体治法为清热除湿，和血润肤，祛风止痒。

【中药理论】

病案的处方应体现治法，即清热除湿，和血润肤，祛风止痒。依据药性理论选取中药：四气选用偏寒能制热；五味选用辛能发散能升，能行气活血，苦能降泄燥湿，淡能渗泄，甘能补益；药选归肺、脾、胃、心经；药选升浮之品以引药上行，选沉降之品以祛邪，使湿热从大小便分解。

【方药分析】

1. 处方资料

防风6克，秦艽10克，川芎6克，黄芩10克，炒栀子10克，生地黄20克，赤芍10克，白芍10克，当归12克，鸡血藤10克，首乌藤10克，丹参10克，马齿苋30克，生薏苡仁20克，白鲜皮10克，地肤子10克，酒大黄10克，7剂，水煎服，日2次。

2. 方药的选取

患者属阳证，为虚实夹杂，治疗以补虚祛邪为法，具体治法为清热除湿，和血润肤，祛风止痒，方以四物消风饮加减。四物消风饮出自《医宗金鉴》，由生地黄、当归、荆芥、防风、赤芍、川芎、白鲜皮、蝉蜕、薄荷、独活、柴胡、大枣组成，具有养血祛风的作用。方中选用生地黄、当归、赤芍、川芎、白鲜皮、防风以养血和血润肤，祛风除湿止痒，再加入养血和血润肤和清热祛湿止痒的药物。

3. 处方分析

防风、秦艽、地肤子味辛能祛风除湿止痒，其中地肤子既能清除皮肤中之风湿热邪而止痒，又能使湿热之邪从小便而解；黄芩、炒栀子、马齿苋、酒大黄、生薏苡仁清热祛湿，使湿热从大小便而解，其中黄芩、炒栀子性味苦寒能清热燥湿，栀子又能导热从小便而出，生薏苡仁性味淡凉，生用清利湿热作用强，又能解毒散结，马齿苋重用，味酸，具有较强的收涩敛疮作用，能润肤止痒，《本草纲目》记载其"散血消肿，解毒通淋"，性寒、归大肠经，能清热解毒，滑肠，使湿热从大便而解，大黄酒炒后引药上行，善清上焦血分热毒，苦寒能泻热通便，导湿热从大便而解；白鲜皮质地轻、性味苦寒，能清热燥湿、祛风止痒；由于风湿热邪浸淫腠理，留滞日久，伤及阴血、阴津，津血不足，化燥生风，依据"治风先治血，血行风自灭"的观点，用生地黄、白芍、当归、鸡血藤、首乌藤、赤芍、川芎以养血活血，润肤止痒，其中生地黄、白芍、当归、鸡血藤、首乌藤味甘能养血，赤芍、当归、川芎、鸡血藤、首乌藤能活血，鸡血藤、首乌藤以藤达络，有通经活络之功，首乌藤能养心安神，防止因失眠使阴血暗耗，血燥生风，加重瘙痒。诸药配合祛邪而不伤正，补虚而不留邪，使邪气祛除，血脉和畅，肌肤滋润，瘙痒自止。

【预防理论】

少吃辛辣食物，以免助热，适量运动，以微微出汗为度，有助于体内湿热从腠理排出。

【按语】

1. 关于内风和外风

风邪在本病的发生发展过程中起到了重要的作用，并影响本病发展的全过程，这里所说的风邪，应该包括外风和内风，二者是相互影响的。

外风：风为百病之长，体表暂虚之时，风邪夹杂湿热邪气侵犯人体肌表皮毛，风胜则皮疹瘙痒；

内风：风湿热邪郁于腠理不解，风为阳邪，热性上炎，均易伤津耗液，消烁阴血，日久引起血虚津枯，肌肤失养，化燥生风，故见瘙痒、脱屑等；

内外合邪：血虚津枯，肌肤失养，不能有效地防御外邪，又可招致外风，同时外风又可以引动内风，因此瘙痒与外风、内风有密切关系。

临床上，内风、外风的治疗方法不同，外风宜疏散，用辛味药祛散外风止痒，内风宜平息，用甘味药补益阴血、润肤止痒。

2. 异病同治

患者体内有湿热，出现尿酸高，咽中有痰，方中清热除湿药物在治疗湿疮同时，也可以治疗尿酸高和痰证，这就是所谓"异病同治"。

痛　风

湿热阻络、气血不通证案例

【病情资料】

王某，男，33岁，2016年12月9日初诊。

主诉：左侧足大趾红肿疼痛3天。

现病史：3天前与朋友外出喝酒，夜间睡觉时左侧足大趾突然剧痛，瞬间疼醒。

刻下症：左侧足大趾疼痛，局部红肿，白天较轻，夜间痛甚，痛时不能入睡，纳食正常，大便偏黏，小便黄，舌质红，苔黄腻，脉弦滑。

个人史：平素脾气急躁。

实验室检查：尿酸601μmol/L。

【诊断原则】

1. 整体审察

局部病状、全身情况、实验室检查：左侧足大趾疼痛，局部红肿，夜间痛甚，痛时不能入睡，纳食正常，大便偏黏，小便黄，舌质红，苔黄腻，脉弦滑，实验室检查尿酸601μmol/L。

疾病与性别、年龄、饮食、性格的相关情况：年轻男性，饮酒后出现，平素脾气急躁。

2. 四诊合参

望诊：左侧足大趾局部红肿，舌质红，苔黄腻，尿酸601μmol/L。

闻诊：无。

问诊：左侧足大趾疼痛，夜间痛甚，痛时不能入睡，纳食正常，大便偏黏，小便黄，舌质红，苔黄腻，有痛风史，3天前喝酒后引发，平素工作劳累、饮食控制不严格，脾气急躁。

切诊：脉弦滑。

【诊断原理】

1. 以常达变

正常表现： 纳食正常，说明疾病对脾胃功能造成的影响小，是正常表现。

异常情况： 壮年男性气血充盛，脉滑是正常脉象，结合足大趾疼痛，局部红肿，大便偏黏，脉滑主痰湿、实热，也属于异常脉象。综合分析，左侧足大趾疼痛，局部红肿，夜间痛甚，痛时不能入睡，脾气急躁，大便偏黏，小便黄，舌质红，苔黄腻，脉弦滑，是痛风的异常情况。

病名： 痛风的自然病程可分为四期，即无症状高尿酸血症期、急性期、间歇期、慢性期，从发病过程、局部症状、实验室检查看，3 天前夜间左侧足大趾突然剧痛，瞬间疼醒，现局部红肿，白天较轻，夜间痛甚，痛时不能入睡，尿酸 601μmol/L；以特征性急性关节炎发作为特征，符合急性期，中医属于痛风、痹证范畴。

2. 司外揣内

左侧足大趾夜间突然出现红肿疼痛，属经络不通，有五条经脉循经与足大趾有关，其中脾经起于足大趾内侧，与循行于足大趾内侧胃经交于隐白穴，肝经起于足大趾外侧，胆经与肝经交于足大趾大敦穴，足少阴肾经循行在足底足大趾附近，依据经络理论，与肝、胆、脾、胃、肾有关。

3. 审症求因

主诉左侧足大趾红肿疼痛，依据阴阳辨证，结合急性发作，疼痛剧烈，伴有小便黄，舌质红，苔黄腻，属阳证；依据部位辨证，据《疡科心得集》"盖疡科之证，在上部者，俱属风温、风热，风性上行故也；在下部者，俱属湿火、湿热，水性下趋故也；在中部者，多属气郁、火郁，以气火之俱发于中也"和《丹溪治法心要·痛风》"肢节肿痛，痛属火，肿属湿"描述，湿热凝聚于肌肉、经络、骨节之间，气血不通。综合分析，左侧足大趾红肿疼痛的病因是湿热停聚，经络不通，气血壅滞。

【病因理论】

1. 问诊求因

大量喝酒，内伤脾胃，助火生痰，湿热蓄积，《素问·生气通天论》

曰"高粱之变，足生大丁"，湿热凝结注于下焦，瘀阻趾端，通过问诊获得的病因是大量饮酒，湿热蓄积。

2. 审症求因

通过审症获得的病因是湿热停聚，经络不通，气血壅滞。

【病机理论】

患者体壮，平素急躁，小便易黄，苔薄易黄，属阳盛之体，近因大量饮酒增湿助热，加重脾胃负担，湿热搏结下注，沉积于下肢末端，腿部外侧属足三阳经，内侧属足三阴经，阻滞局部经络关节，则左侧足大趾红肿疼痛；夜间属阴，夜间阳气循行阴分，阴分正气足，与湿热相争，血脉瘀阻更甚，经络不通，故夜间痛甚，《格致余论·痛风论》："彼痛风者，大率因血受热已自沸腾，其后或涉冷水，或立湿地，或扇取凉，或卧当风……热血得寒，污浊凝涩，所以作痛。夜则痛甚，行于阴也。"与湿热停聚体内阻碍经络气血有关；大便偏黏与湿有关，小便黄、舌质红与热有关，苔黄腻、脉弦滑是湿热停聚之象。综合分析，病位在足大趾，病变与脾胃密切相关，涉及肝、胆、肾，属虚实夹杂证，以实为主，病机是湿热蕴结，气血壅塞，经络不通。

【辨证方法】

依据八纲辨证理论为阳证，属于皮肤疾病的范畴，进一步依据经络辨证理论为肝、胆、脾、胃、肾经病证，再依据脏腑辨证理论为湿热蕴结于下、气血壅塞、经络不通证。

1. 八纲辨证辨为阳证依据

辨阳证：急性发作，足大趾突然出现红肿，疼痛剧烈，伴有小便黄，舌质红，苔黄腻，符合阳证特点。

2. 经络辨证辨为肝、胆、脾、胃、肾经病证依据

辨肝、胆、脾、胃、肾经病证：患者以左侧足大趾红肿疼痛为主症，有五条经脉循经与足大趾有关，其中脾经起于足大趾内侧，与循行于足大趾内侧胃经交于隐白穴，肝经起于足大趾外侧，胆经与肝经交于足大趾大敦穴，足少阴肾经循行在足底足大趾附近，符合肝、胆、脾、胃、肾经病证的特点。

3. 脏腑辨证辨为湿热蕴结于下、气血壅塞、经络不通证依据

辨湿热蕴结于下、气血壅塞、经络不通证：患者以左侧足大趾红肿疼痛为主症，突然起病，伴大便偏黏、小便黄、舌质红、苔黄腻、脉弦滑，为湿热蕴结于下、气血壅塞、经络不通之象。

综观症、舌、脉表现，依据脏腑经络理论，病位在足大趾，病变涉及脾、胃、肝、胆、肾，属阳证，为正虚邪实，处于痛风的急性期，以邪实为主，证名是湿热蕴结，经络不通。

【治疗理论】

以"扶正祛邪"为总则，属阳证，为正虚邪实，处于痛风的急性期，以邪实为主，本着"实则泻之""热者寒之"的原则，治疗时以祛邪为法，八法中采用清法、消法、下法三法，病位在足大趾，消法之中以下焦为主，具体治法为清热祛湿，通经止痛。

【中药理论】

病案的处方应体现治法，即清热祛湿，通经止痛。依据药性理论选取中药：性寒祛热，味辛能发散行气行血，味苦能降能燥湿，味淡能渗下，咸能软坚，选归脾、胃、肝、胆、肾经为主；药选沉降以向下，分利大小便以祛邪。

【方药分析】

1. 处方资料

郁金 10 克，威灵仙 10 克，炒栀子 10 克，海金沙^{包煎}15 克，车前子^{包煎}10 克，车前草 20 克，泽泻 10 克，滑石渣^{先煎}15 克，金钱草 30 克，醋鸡内金 10 克，萹蓄 10 克，桂枝 10 克，茯苓 12 克，炒苍术 15 克，黄柏 10 克，熟大黄 10 克，川牛膝 20 克，炙甘草 6 克，7 剂，水煎服，日 2 次。

2. 方药的选取

为湿热蕴结，气血壅塞，经络不通，属实证，治疗以祛邪为法，具体治法为清热祛湿，通经止痛，方以三妙丸、四金汤、五苓散加减。

三妙丸出自《医学正传》，主治湿热下注之痿痹，由黄柏、苍术、川牛膝组成，牛膝补肝肾，强筋骨，领苍术、黄柏向下，具有祛下焦湿热的作用，全方选用以清热祛湿。

四金汤由郁金、海金沙、金钱草、鸡内金四药组成。其中郁金苦寒清泄，入肝胆经，能疏肝利胆，清利湿热，辛散苦泄，既能活血祛瘀以止痛，又能疏肝行气以解郁；海金沙药性咸能软坚，可化石，其性下降，善清小肠、膀胱湿热，能利尿，给湿热之邪以出路；金钱草药性甘淡咸微寒，归肝、胆、肾、膀胱经，功效利湿退黄，利尿通淋，解毒消肿，能除肝胆、下焦湿热，利尿给邪以出路，善于排石；鸡内金归小肠、膀胱经能化坚消石，又有通淋之功给邪以出路。四药配合有疏肝利胆、清热利湿、化瘀通络止痛、化石排石作用。

五苓散出自《伤寒论》，主治膀胱气化不利、水湿内停下焦的蓄水证，由白术、猪苓、泽泻、茯苓、桂枝组成，具有利水渗湿，温阳化气的作用。方中选泽泻、茯苓、桂枝以健脾祛湿，温阳化气。

处方再加重祛湿、散结之力，并选用栀子、大黄使湿热之邪从大小便分消。

3. 处方分析

茯苓、泽泻、车前子、车前草、萹蓄能利水渗湿，利尿通淋，使湿热之邪从小便而出；炒栀子、炒苍术、黄柏清热燥湿，栀子通利三焦，引湿热从小便而出；鸡内金、滑石、金钱草、海金沙、郁金清热祛湿、化湿排石，其中郁金既能疏肝解郁，又能行气活血；威灵仙、川牛膝通经止痛，威灵仙味咸能软坚散结以助化石，川牛膝作用驱下，引湿热气血下行，以助排石；熟大黄苦寒归大肠经，使湿热之邪从大便而解；桂枝辛甘温能温阳化气，归膀胱经以利湿浊的祛除，同时辛温能通经脉而止痛，又能防苦寒之品凝滞加重疼痛，温阳通经不助热；炙甘草缓解方中偏寒之品伤胃，调和药性。诸药配伍湿热分解，气血流动，经络通畅。

【预防理论】

痛风急性期应卧床休息，有利于患肢瘀阻的消退，减轻疼痛；限制膏粱厚味，多食粗粮杂食，忌烟酒，并要多饮水，助尿酸呈碱性及排泄，保持二便通畅；平时应加强体育锻炼，有规律的慢跑，取其全身慢慢持续出小汗为度，增强体质，有利于排湿除热。

【按语】

近年来经济发展，随着中国人的生活水平提高，外来西式速食文化的冲击，打破了传统饮食习惯，高嘌呤、高蛋白等食物过量摄取，导致痛风患病率日渐增高，甚至患病年龄层逐年降低，出现十几岁的青少年痛风患者，痛风已不是壮年、老年人的专利。痛风的临床特点为高尿酸血症，特征性急性关节炎反复发作，有痛风石形成，经常是急性期和缓解期交替出现。患者因大量饮酒，增湿助热，导致脾胃功能失调，湿热蕴结体内，向下流注，说明下焦肝肾不足，湿热阻于经络，邪气在体内，消耗气血，影响肝肾，急性期以祛邪为主，过了急性期，患者的治疗需祛邪与扶正兼顾，湿浊的产生与脾肾关系密切，要重视补脾补肾，缓解期要常服参苓白术散、六味地黄丸，既可祛邪，又可补脾肾，达到有效防止尿酸升高的作用。

肝肾不足、湿热阻络证案例

【病情资料】

田某，男，49岁，2019年11月8日初诊。

主诉： 右侧足大趾不适1周。

现病史： 患者痛风多年，经2016年综合治疗后一直比较稳定，尿酸正常，今年工作繁重，饮食控制不严格，1周前因加班熬夜、饮水较少，右脚趾夜间突然出现剧烈疼痛，周围红肿，活动受限，当时查尿酸635μmol/L，惧怕西药副作用大，未服西药，今来就诊。

刻下症： 右脚趾不痛，无红肿，活动不受限，但仍有不适，纳食正常，多梦，腰痛，易急躁，大便时干时稀，小便正常，舌淡暗，舌尖红，舌苔腻，脉弦滑。

个人史： 平素喜欢喝酒，量大，少量抽烟。

【诊断原则】

1. 整体审察

局部病状、全身情况、实验室检查： 痛风1周，右脚趾夜间突然出现剧烈疼痛，周围红肿，活动受限，当时查尿酸高，惧怕西药副作用大，未服西药，现右脚趾不痛，无红肿，活动不受限，有不适感，纳食正常，多梦，腰痛，易急躁，大便时干时稀，小便正常，舌淡暗，舌尖红，舌苔腻，脉弦滑。

疾病与性别、年龄、病史、饮食、劳累、睡眠的相关情况： 中年男性，痛风多年，工作繁重，加班熬夜、饮食控制不严格，饮水较少，平素喜欢喝酒，量大，少量抽烟。

2. 四诊合参

望诊： 右脚趾无红肿、活动不受限，舌淡暗，舌尖红，舌苔腻。

闻诊： 无。

问诊： 易急躁，多梦，腰痛，右脚趾不适，纳食正常，大便时干时稀，小便正常，有痛风病史，1周前加班熬夜痛风发作，平时工作繁重，饮水较少，饮食控制不严格，喜欢大量喝酒，抽烟少量。

切诊： 脉弦滑。

【诊断原理】

1. 以常达变

正常表现： 右脚趾不痛，不红肿，纳食正常，小便正常，说明右脚趾热毒不显，瘀阻不重，疾病对脾胃功能、小便造成的影响小，是正常表现。

异常情况： 壮年男性气血充盛，脉滑是正常脉象，结合足大趾曾有疼痛，局部红肿，现仍有不适，脉滑主痰湿、实热，也属于异常脉象。综合分析，右脚趾不适感，多梦，腰痛，易急躁，大便时干时稀，舌淡暗，舌尖红，舌苔腻，脉弦滑，是痛风的异常情况。

病名： 痛风的自然病程可分为四期，即无症状高尿酸血症期、急性期、间歇期、慢性期，从病史、发病过程、局部症状、实验室检查看，有痛风史，1周前右脚趾夜间突然出现剧烈疼痛，周围红肿，活动受限，当时查尿酸 $635\mu mol/L$，现右脚趾不痛，无红肿，活动不受限，以特征性急性关节炎反复发作为特征，符合间歇期，中医病名是痛风。

2. 司外揣内

右侧足大趾不适，属经络不通，足太阴脾经、足少阴肾经、足厥阴肝经、足阳明胃经、足少阳胆经均与足大趾有关，依据经络理论，与肝胆脾胃肾有关。

3. 审症求因

主诉右侧足大趾不适1周，结合右脚趾夜间突然出现剧烈疼痛，周围红肿，活动受限，与实邪阻于足部经脉，气血不通有关，现右侧足大趾有不适感，说明邪气势缓，但经脉仍有不畅；结合痛风病史，现腰痛，多梦，易急躁，大便时干时稀，与肝肾不足、肝脾不和有关；综合分析，痛风的病因是肝肾不足，肝脾不和，湿热停聚，经络不通。

【病因理论】

1. 问诊求因

工作繁重，劳则气耗，过度劳作，易于损伤筋骨，消耗气血；饮食控制不严格，酒属湿热之品，烟易生热，饮水较少，导致湿热停聚；1周前加班熬夜，影响肝胆，疏泄不利，气机郁滞，导致湿热凝结；最虚之处，便是容邪之地，注于下焦，湿热瘀阻趾端。通过问诊获得的病因是工作劳累、饮食不节导致湿热蓄积。

2. 审症求因

通过审症获得的病因是肝肾不足，肝脾不和，湿热停聚，经络不通。湿热蕴结体内，流窜经络，攻注骨节，着于经脉，夜间阳气入于阴分，邪气交争，不通则痛，故右脚趾夜间突然出现剧烈疼痛，周围红肿，活动受限。

【病机理论】

饮食不节形成湿热宿疾，导致痛风多年不愈，湿热凝聚在肌肉、经络、骨节之间，久则影响气血、伤及筋骨；近因饮食不节，饮水少，脾胃运化失常，湿热逐渐停聚；劳则伤气，熬夜加班伤及脏腑，肾气不足则浊留体内，脾胃气虚加重湿浊停聚，伤及肝胆则肝胆气郁，气机郁滞，加重湿热郁结，使得湿热凝聚；最虚之处，便是容邪之地，湿热沉积于下肢末端，邪气斗争剧烈，阻碍经络气血，经脉不通则右侧足大趾红肿疼痛；经过1周的邪正斗争，邪气已减，正气已伤，邪正处于相持阶段则右脚趾仅有不适；腰痛与肾有关，多梦为魂不守舍之象，易急躁为肝火之象，大便时干时稀为肝脾不和之象，舌淡暗为气血郁阻之象，舌尖红说明上焦有热，苔黄腻、脉弦滑是肝胆气郁、湿热停聚之象。综合分析，病位在足大趾，病变与脾、胃、肝、肾、胆密切相关，涉及上焦，属虚实夹杂证，虚实并重，病机是脏腑亏虚，气血不足，湿热蕴结，经络不通。

【辨证方法】

依据八纲辨证理论为阳证，属于皮肤疾病的范畴，进一步依据经络辨证理论为肝、胆、脾、胃、肾经病证，再依据脏腑辨证理论为湿热蕴结于下、经络不通、肝肾不足、肝郁化火、肝脾不和证。

1. 八纲辨证辨为阳证依据

辨阳证：从患者发病情况、皮损、预后看，痛风反复发作，急性发作，足大趾突然出现红肿、疼痛剧烈，伴有舌尖红，属阳证。

2. 经络辨证辨为肝、胆、脾、胃、肾经病证依据

同湿热阻络、气血不通证病案。

3. 脏腑辨证辨为湿热蕴结于下、经络不通、肝肾不足、肝郁化火、肝脾不和证依据

辨湿热蕴结于下、经络不通证：患者以右侧足大趾不适为主症，伴舌尖红、苔黄腻、脉弦滑，为湿热蕴结于下、经络不通之象。

辨肝肾不足、肝郁化火证：腰痛、多梦、易急躁、舌淡暗，为肝肾不足、肝郁化火之象。

辨肝脾不和证：大便时干时稀为肝脾不和之象。

综观症、舌、脉表现，患者病位在足大趾，病变涉及脾、胃、肝、胆、肾，属阳证，为正虚邪实，处于痛风的缓解期，虚实并重，证名是脏腑亏虚、湿热蕴结、经络不通。

【治疗理论】

"扶正祛邪""调理脏腑"为总则，属阳证，为正虚邪实，本着"热者寒之""实则泻之""虚则补之""顺应肝肾的生理特性""肝肾同调"的原则，治疗时祛邪与扶正并重，八法中采用清法、消法、补法三法，病位在足大趾，消法之中以下焦为主，补法之中补肝肾为主，具体治法为补益肝肾，清热除湿，疏通经络。

【中药理论】

病案的处方应体现治法，即补益肝肾，清热除湿，疏通经络。依据药

性理论选取中药：性寒祛热；味辛能发散行气行血，味苦能降能燥湿，味淡能渗下，咸能软坚，味甘能补益；药选归脾、胃、肝、胆、肾经为主；药选沉降以向下，补益肝肾，分利大小便以祛邪。

【方药分析】

1. 处方资料

防风10克，秦艽10克，威灵仙20克，苍术10克，黄柏10克，独活10克，桑寄生15克，细辛3克，桂枝6克，怀牛膝15克，赤芍15克，白芍15克，当归12克，车前子^{包煎}15克，车前草10克，泽泻10克，醋柴胡10克，川楝子6克，黑附片^{先煎}6克，炙甘草6克，7剂，水煎服，日2次。

2. 方药的选取

为脏腑亏虚、气血不足、湿热蕴结、经络不通证，属虚实夹杂证，治疗以补益肝肾、清热除湿、疏通经络为法，方以独活寄生汤加减。独活寄生汤出自《备急千金要方》，主治痹证日久，肝肾两虚，气血不足证，由独活、桑寄生、杜仲、牛膝、细辛、秦艽、茯苓、肉桂、防风、川芎、人参、甘草、当归、芍药、干地黄组成，具有祛风湿、止痹痛、益肝肾、补气血的作用。方中选用独活、桑寄生、牛膝、秦艽、防风、当归、芍药、甘草以补益肝肾，益气活血，祛湿通络。

3. 处方分析

独活、防风、秦艽、威灵仙、苍术、黄柏、车前子、车前草、泽泻辛苦淡并用，寒性居多，清热除湿，味辛能通经活络止痛，其中威灵仙味咸能软坚散湿热结聚；醋柴胡、川楝子疏肝行气，与养血活血的白芍、赤芍、当归相配疏肝解郁而不伤阴；黑附片、桂枝补火助阳，温阳化气行水，疏通经络；桑寄生、牛膝补益肝肾，强筋骨，其中牛膝趋势向下，能疏通经络；炙甘草益气补脾，调和诸药。诸药配伍祛邪扶正，肝肾得补，有助于湿热的祛除，邪不郁阻，气血不滞，经络通畅，疼痛自止。

【预防理论】

1. 平常多摄取碱性食物：新鲜水果蔬菜，如海带、莲藕、芹菜、番茄、茄子、黄瓜、胡萝卜、凤梨、樱桃等可碱化或降低尿酸。

2. 食用低嘌呤食物：奶制品、蛋类、番茄、西葫芦、花生、核桃等。

3. 低热量饮食：因嘌呤堆积易肥胖，加重病情，限制总热量摄入并禁酒。

4. 避免高嘌呤饮食：如动物内脏、肉类、啤酒、螃蟹、海鲜等，豆科类及其制品等。

5. 忌高脂、高糖饮食，适量摄入蛋白质。

6. 适量饮水：助尿酸呈碱性及排泄。

7. 患者除服汤药外，积极配合饮食、运动治疗，使阳气足，湿热得以逐渐分解，则预后良好。

【按语】

痛风病人饮水问题：《素问·经脉别论》："饮入于胃，游溢精气，上输于脾，脾气散精，上归于肺，通调水道，下输膀胱，水精四布，五经并行。"水由口入胃后，经过胃的受纳腐熟，脾的运化升清，肺的宣降通调，把水布散全身。《素问·逆调论》指出："肾者水脏，主津液。"强调水液的输化有赖于肾气的蒸腾气化与司开阖作用。此外，三焦为决渎之官，为水液通行的道路，也与水液的代谢密切相关。水液代谢的每一个环节都离不开阳气的参与，张景岳云"阳动而散，故化气"，这样水才能成为有用的津液敷布全身。当脏腑功能衰减或阳气温化无力时，水的代谢即会出现异常，形成水、湿、痰、饮等病理产物。痛风病人，若脏腑功能尚好，水液代谢正常可以多饮水，以便稀释尿液，使尿中浊物能更多地从小便排除，以免湿热蓄积；若脏腑功能差些，水液代谢障碍，需要少饮，以免增加脏腑负担，使得水聚而成痰饮，成为病理产物。

黧 黑 斑

湿热蕴结、气滞血瘀证案例

【病情资料】

李某，女，39岁，2014年4月3日初诊。

主诉：面部对称性色斑 1 年余。

现病史：患者 1 年前面部颧骨处逐渐出现黄褐色斑片，对称分布，无疼痛及瘙痒等特殊不适感。

刻下症：两颊对称性黄褐色斑片，色如尘垢，压之不褪色，抚之不碍手，眠差，多梦，经期痛经、血块偏多，白带色黄量多，小腹凉、手足凉，纳食正常，大小便正常，舌质红，苔淡黄腻，脉弦滑略数。

个人史：平素脾气急躁。

【诊断原则】

1. 整体审察

局部病状、全身情况：1 年前两颊出现对称性黄褐色斑片，色如尘垢，压之不褪色，抚之不碍手，无疼痛，无瘙痒，眠差，多梦，纳食正常，大小便正常，舌质红，苔淡黄腻，脉弦滑略数。

疾病与性别、年龄、月经、带下、性格的相关情况：中年女性，经期痛经、血块偏多，白带色黄量多，小腹凉、手足凉，平素脾气急躁。

2. 四诊合参

望诊：两颊对称性黄褐色斑片，色如尘垢，舌质红，苔淡黄腻。

闻诊：无。

问诊：面部起斑，无疼痛，无瘙痒，眠差，多梦，经期痛经、血块偏多，白带色黄量多，小腹凉、手足凉，纳食正常，大小便正常，1 年前无诱因面部出现黄褐斑，平素脾气急躁。

切诊：斑片，压之不褪色，抚之不碍手，脉弦滑略数。

【诊断原理】

1. 以常达变

正常表现：斑片无疼痛，无瘙痒，说明没有引起经络不通及风证，纳食正常，大小便正常，说明疾病没有对患者的脾胃、大小便造成影响，是正常表现。

异常情况：年轻人气血充盛，脉滑是正常脉象，结合白带色黄量多，苔淡黄腻，脉滑主痰饮、实热，也属于异常脉象；综合分析，两颊对称性黄褐色斑片，色如尘垢，压之不褪色，抚之不碍手，眠差，多梦，经期痛经、血块偏多，白带色黄量多，小腹凉、手足凉，大小便正常，舌质红，苔淡黄腻，脉弦滑略数，是异常情况。

病名：以两颊黄褐色斑片、色如尘垢为主要表现，缓慢起病，色斑对称分布，形状不规则，边界清楚，无自觉症状，压之不褪色，抚之不碍手，属于斑的范畴，斑色如尘垢，褐而带黄，与《难经·第二十四难》"血不流则色泽去，故面色黑如黧"，《金匮要略·痰饮咳嗽病脉证并治》"膈间支饮……面色黧黑"描述相符，西医称为黄褐斑，中医病名是黧黑斑。

2. 司外揣内

两颊对称性黄褐色斑片，依据《素问·刺热》提出的面部分候五脏法，左颊候肝，右颊候肺。依据藏象理论黧黑斑与肝肺有关。

3. 审症求因

面部对称性色斑 1 年余，依据阴阳辨证，局部表现有慢性起病，斑片逐渐出现，部位固定，属阴证；斑片在面部，居人体高处，面部为阳位，又属阳证；结合全身表现，眠差，多梦，经期痛经、血块偏多，白带色黄量多，小腹凉、手足凉，舌质红，苔淡黄腻，脉弦滑略数，属寒热混杂，阴证、阳证均不突出。《灵枢·五色》："青为肝，赤为心，白为肺，黄为脾，黑为肾。"斑色褐而带黄，应与肝、脾、肾有关，结合斑色如尘垢、白带量多、苔腻、滑脉，与脾湿有关，结合眠差、多梦、经期时痛经、血块偏多、小腹凉、手足凉、脉弦，与肝郁血瘀有关；舌质红，白带色黄量脉数，与热有关。综合分析，黧黑斑的病因是肝郁气滞，瘀血阻滞，湿热停聚。

【病因理论】

1. 问诊求因

面部对称性色斑，结合平素脾气急躁，为肝火之象；气机不畅，气血不能很好荣于面，瘀血内停。通过问诊获得的病因是脾气急躁，肝火内生，气机不畅。

2. 审症求因

通过审症获得的病因是肝郁气滞，瘀血阻滞，湿热停聚。

【病机理论】

《素问·刺禁论》："肝生于左，肺藏于右。"肝主疏泄，调畅气机，肝气以升发为宜；肺主气，调节气机，肺气以肃降为顺；肝升肺降，使全身气机调畅、气血调和。患者平素脾气急躁，肝失疏泄，肝升太亢，影响肺的肃降，升降失调，则气机不畅，气血失和；脾气急躁，肝火内生，灼伤阴血，瘀血内停，兼之气机不畅，影响脾运化水湿，导致湿浊内生，湿热、瘀血蓄积体内，循经上泛，颜面气血失和故见黧黑斑。湿浊内停则斑色如尘垢，湿热下注则白带色黄、量多；火热内扰，魂不守舍，心神不宁则眠差，多梦；湿热、瘀血下注，冲任胞宫气血不畅，恰逢经期气血下注冲任，冲任胞宫更加壅滞，气滞血瘀，阳气不展，不通则痛，故见经期时痛经、血块偏多、小腹凉、手足凉；舌质红主热证，苔淡黄腻主湿热，脉弦主肝病，滑脉主实热、痰湿，脉数主热。综合以上分析，病位在面部两颊皮肤，病变与肝有密切关系，涉及肺、脾、心，属实证，肝火、湿热、气滞、血瘀为实，病机是肝火内扰，湿热蕴结，气滞血瘀。

【辨证方法】

黧黑斑属皮肤科，依据八纲辨证中阴阳二纲进行分证，结合皮肤特点，采用局部辨证与全身情况相结合的方法，属阴阳混杂证；进一步按内伤杂病，依据八纲辨证的表里、寒热、虚实六纲进行分证，辨出属里实证；再依据脏腑辨证理论属湿热蕴结、气滞血瘀、肝火扰神证。

1. **按皮肤科依据八纲辨证辨为阴阳混杂证依据**

辨阴证：局部表现有慢性起病，斑片逐渐出现，部位固定，符合阴证特点。

辨阳证：斑片在面部，居人体高处，面部为阳位，符合阳证特点。

阴阳混杂证：眠差、多梦、经期痛经、血块偏多、白带色黄量多、小腹凉、手足凉、舌质红、苔淡黄腻、脉弦滑略数，全身表现有热有寒；斑片表现阴证、阳证均有；是阴证、阳证混杂的表现。

2. **按内伤杂病依据八纲辨证辨为里实证依据**

辨里证：无恶寒发热并见的表证，无寒热往来的半表半里证，病位在面部，肝脏、脾脏的症状表现突出，符合里证特点。

辨实证：黄褐色斑片，色如尘垢，月经血块偏多，白带色黄量多，是湿热、瘀血停滞之象，为实证；经期小腹凉、手足凉，是气滞之象，为实证；舌质红、苔淡黄腻、脉弦滑略数，是气滞、湿热内停之象，为实证。

3. 脏腑辨证辨为湿热蕴结、气滞血瘀、肝火扰神依据

辨湿热蕴结证：患者以面部对称性色斑为主症，黄褐色斑片、色如尘垢，伴带下量多色黄、舌质红、苔淡黄腻、脉滑略数，为湿热蕴结之象。

辨气滞血瘀证：经期时痛经、血块偏多、小腹凉、手足凉、脉弦，为气滞血瘀之象。

辨肝火扰神证：平素脾气急躁、眠差，多梦为肝火扰神之象。

综观症、舌、脉表现，病位在面部两颊皮肤，病变与肝脾关系密切，涉及肺心，属里实证，为邪实，证名是湿热蕴结、气滞血瘀。

【治疗理论】

以"扶正祛邪""调理脏腑"为总则，属里实证，为邪实，本着"热者寒之""实则泻之""顺应肝脾的生理特性""肝脾同治"的原则，以祛邪为法，八法中采用清法、消法二法。具体治法为疏肝理气，清热祛湿，活血化瘀。

【中药理论】

病案的处方应体现治法，即疏肝理气，清热祛湿，活血化瘀。依据药性理论选取中药：四气选用偏寒能制热；五味选用辛能发散能升，能行气活血，苦能降泄燥湿，淡能渗泄；归经选归肝、脾；药选升浮之品以引药上行，选沉降之品以祛邪，使湿热从大小便分解。

【方药分析】

1. 处方资料

醋柴胡 10 克，炙香附 10 克，川芎 6 克，当归 12 克，牡丹皮 12 克，茯苓 10 克，菖蒲 10 克，远志 10 克，合欢皮 10 克，苍术 10 克，黄柏 10 克，萆薢 10 克，土茯苓 10 克，凌霄花 10 克，金钱草 10 克，桃仁 6 克，赤芍 15 克，白芍 15 克，乌药 6 克，7 剂，水煎服，日 2 次。

2. 方药的选取

患者属实证，治疗以祛实为法，具体治法为疏肝理气，清热祛湿，活血化瘀，方以加味逍遥散、二妙散、桃红四物汤加减。

加味逍遥散出自《内科摘要》，主治肝郁血虚内热证，由当归、白芍、茯苓、炒白术、柴胡、牡丹皮、炒栀子、炙甘草组成，具有养血健脾、疏肝清热的作用。方中选柴胡、牡丹皮、当归、白芍、茯苓以疏肝和血、利湿清热。

二妙散出自《丹溪心法》，主治湿热下注证，由黄柏、苍术组成，具有清热燥湿的作用，全部选用。

桃红四物汤出自《医垒元戎》，主治血虚兼血瘀证，由当归、白芍、川芎、熟地黄、桃仁、红花组成，具有养血活血的作用。方中选当归、川芎、桃仁，改白芍为赤芍以活血化瘀。

处方中加强疏肝理气、活血化瘀、清热祛湿之力，兼以安神。

3. 处方分析

醋柴胡、炙香附、乌药、合欢皮味辛、多归肝经，能疏肝行气解郁；当归、白芍、赤芍、川芎、牡丹皮、凌霄花、合欢皮、桃仁补血而不滞血，活血而不伤血，达到养血活血之功，与疏肝解郁药同用，使气血活泼以调和气血，又能养肝血以制约肝升太亢，防止肝火内生，其中牡丹皮、凌霄花、合欢皮以皮达皮，使药物直达皮肤以消斑，牡丹皮性味苦辛寒，入血分而善于清透阴分伏热以制约肝火，桃仁通便，使湿热瘀血从大便而解；苍术、黄柏、萆薢、土茯苓、茯苓、金钱草清热祛湿，其中黄柏苦能燥湿，苍术苦温能燥湿，金钱草、茯苓、土茯苓、萆薢淡能利湿，并能使邪从小便而出；菖蒲、远志、合欢皮安神以利睡眠，其中菖蒲、远志祛痰化湿，以利痰湿的祛除。诸药合用以达疏肝理气、活血化瘀、清热祛湿之力，兼以安神。

【预防理论】

少生气以免造成肝郁气滞，加重气血郁滞、湿热瘀阻，坚持适度运动，使气血畅达。

【按语】

《素问·调经论》："孙络水溢，则经有留血。"患者面部黄褐斑由湿热、瘀血引起，但祛除湿热和瘀血不是一朝一夕之事，需要坚持服药，渐消缓散，黄褐斑才能消除，使面色恢复如常。

梅核气

气机郁结、痰阻咽喉证案例

【病情资料】

孔某，女，54 岁，2019 年 7 月 3 日初诊。

主诉：梅核气 3 年。

现病史：患者 3 年前生气后出现胸闷，后不适感延至咽部，咽中如有物阻，吐之不出，咽之不下，生气后有呃逆，纳食正常，眠安，大便 2 日 1 行，时有便干，大便不畅，小便正常，舌尖红，苔淡黄厚腻，脉弦滑，咽微红。

个人史：平素脾气急躁，30 岁时始偏头痛，51 岁停经。

【诊断原则】

1. 整体审察

局部病状、全身情况：3 年前生气后出现胸闷，后不适感延至咽部，咽中如有物阻，吐之不出，咽之不下，生气后有呃逆，纳食正常，眠可，大便 2 日 1 行，时有便干，大便不畅，小便正常，咽微红，舌尖红，苔淡黄厚腻，脉弦滑。

疾病与性别、年龄、性格、病史、月经的相关情况：老年女性，平素脾气急躁，30 岁时开始偏头痛，51 岁停经。

2. 四诊合参

望诊：咽微红，舌尖红，苔淡黄厚腻。

闻诊：无。

问诊：咽中如有物阻，吐之不出，咽之不下，胸闷，生气后有呃逆，纳食正常，眠可，大便 2 日 1 行，时有便干，大便不畅，小便正常，30 岁时始偏头痛，51 岁停经，3 年前生气后引起，平素脾气急躁。

切诊：脉弦滑。

【诊断原理】

1. 以常达变

正常表现：《素问·上古天真论》："女子七七，任脉虚，太冲脉衰少，天癸竭，地道不通，故形坏而无子也。"患者 51 岁停经，符合七七之年，肾气衰，天癸竭，冲任二脉亏虚，而出现绝经的自然规律；纳食正常，眠可，小便正常，咽微红，说明疾病对饮食、睡眠、小便、咽喉造成的影响小，是正常表现。

异常情况：老年脉弦是正常脉象，结合性情急躁、偏头痛、大便不畅，为肝郁之象，弦脉主肝胆病，也属于异常脉象；综合分析，性情急躁，偏头痛，胸闷，咽中如有物阻，吐之不出，咽之不下，生气后呃逆，便干，大便不畅，舌尖红，苔淡黄厚腻，脉弦滑，是异常情况。

病名：患者以咽中如有物阻，吐之不出，咽之不下为主要表现，与《金匮要略》"咽中如有炙脔"的描述相符，中医病名是梅核气。

2. 司外揣内

梅核气、呃逆，与气滞、气逆有关。依据藏象理论，与肝、脾、胃有关。

3. 审症求因

主诉梅核气，结合偏头痛病史，性情急躁，便干，大便不畅，舌尖红，苔黄厚，与肝郁气滞化火有关；结合苔厚腻为痰湿之象。综合分析，梅核气的病因是肝郁气滞化火，痰气交阻。

【病因理论】

1. 问诊求因

《灵枢·本神》："愁忧者，气闭塞而不行。"生气后气机不畅，出现胸闷，后不适感延至咽部，咽中如有物阻，吐之不出，咽之不下，通过问诊获得的病因是生气导致气阻于咽。

2. 审症求因

通过审症获得的病因是肝郁气滞化火，痰气交阻。

【病机理论】

患者属肝郁有热之人，理由有三点：一是平素性情急躁为肝火之象，二是偏头痛是少阳肝胆气机不畅、经络不通之象，三是 51 岁停经，肝肾不足，气血亏虚，肝失荣养，容易肝郁。生气后加重肝气郁结，影响全身气机的畅达：胸中气机不畅则胸闷；脾胃气机郁滞，胃气上逆于喉则呃逆、咽喉不适，脾气壅滞则痰湿停聚；痰湿内聚进一步又影响了肝气的疏泄，从而使痰气交结，痰随气而升降，纠结于咽喉，出现咽部异物感。舌尖红、苔淡黄厚腻、脉弦滑为有痰热之象；便干、大便不畅，为肝郁气滞之象。综合以上分析，病位在咽喉，病变与肝、脾密切相关，涉及胃，属实证，病机是痰气交阻。

【辨证方法】

依据八纲辨证理论为里实证，属于内伤杂病的范畴，进一步使用脏腑辨证理论为肝郁化火、痰气交阻证。

1. 八纲辨证辨为里实证依据

辨里证： 无恶寒发热并见的表证，无寒热往来的半表半里证，病位在咽喉，肝脏、脾脏、胃腑的症状表现突出，符合里证特点。

辨实证： 性情急躁、胸闷、便干、大便不畅、舌尖红、苔淡黄厚腻、脉弦滑为肝郁、气滞、有湿、有热之象，符合实证特点。

2. 脏腑辨证辨为肝郁化火、痰气交阻证依据

辨痰气交阻证： 患者以梅核气为主症，伴胸闷、呃逆、大便不畅、苔厚腻，为气滞痰阻之象。

辨肝郁化火证： 偏头痛、性情急躁、便干、舌尖红、苔淡黄、脉弦滑，为肝郁气滞化火之象。

综观症、舌、脉表现，属里实证，病位在咽喉，病变与肝、脾密切相关，涉及胃，证名是肝郁气滞、痰气交阻。

【治疗理论】

以"扶正祛邪""调理脏腑"为总则，属里实证，本着"实则泻之"

"顺应肝、脾、胃的生理特性""肝、脾、胃同治"的原则，治疗时以祛实为法，八法中采用消法、清法二法。具体治法为疏肝解郁、理气化痰、散结降逆。

【中药理论】

病案的处方应体现治法，即疏肝解郁、理气化痰、散结降逆。依据药性理论选取中药：四气选用偏寒能制热，性偏温能治痰湿；五味选用辛能行气，苦能降泄燥湿，淡能渗泄，咸能软坚散结；药选归肝、脾、胃经为主；药选偏沉降之品以降气。

【方药分析】

1. 处方资料

醋柴胡 10 克，郁金 10 克，陈皮 10 克，法半夏 9 克，厚朴 10 克，桔梗 6 克，苏梗 10 克，瓜蒌 15 克，茯苓 10 克，旋覆花^{包煎}10 克，煅赭石^{先煎}15 克，连翘 10 克，僵蚕 10 克，土贝母 10 克，炙甘草 6 克，7 剂，水煎服，日 2 次。

2. 方药的选取

患者属邪实，治疗以祛邪为法，具体治法为疏肝解郁、理气化痰、散结降逆，方以半夏厚朴汤、旋覆代赭汤加减。

半夏厚朴汤出自《金匮要略》，主治梅核气，由半夏、厚朴、茯苓、生姜、苏叶组成，具有行气散结、降逆化痰的作用，全方选入。

旋覆代赭汤出自《伤寒论》，主治胃虚气逆痰阻证，由旋覆花、人参、生姜、赭石、炙甘草、半夏、大枣组成，具有降逆化痰、益气和胃的作用，方中选旋覆花、赭石、半夏、炙甘草以增强半夏厚朴汤降逆化痰散结之功。

处方中增加疏肝解郁、理气化痰散结之品。

3. 处方分析

醋柴胡、广郁金味辛、归肝，能舒肝解郁；陈皮、厚朴、瓜蒌理气化痰；法半夏、瓜蒌、土贝母、连翘、僵蚕、桔梗化痰散结，其中桔梗为舟楫之剂，能载药上行入上焦，使结于咽喉之痰气得以祛除；茯苓利湿健脾以绝痰源，旋覆花、赭石降逆消痰；炙甘草补益脾胃，调和药性。

【预防理论】

避免不良情绪刺激，情志失调容易诱发或加重"梅核气"的相关症状。

【按语】

现代社会由于国际国内竞争加强，工作、生活、学习节奏加快，各方面压力增大，这些压力甚至影响到儿童，所以无论男女老幼、国内国外，城市农村，由于情志失调不能自我排解，使得肝气郁滞、肝郁化火等证甚为常见，最后可影响水液运行，出现湿停痰聚之象。痰在皮下肌肉可见圆滑柔韧的包块，西医称为脂肪瘤，在颈部多为瘰疬、瘿瘤，在乳房多见乳癖，在咽喉多见梅核气，多伴有情志不舒、苔腻、脉滑。病机相同，均有痰阻气滞之象，治疗均以疏肝理气、化痰散结为法，这就是所谓的"异病同治"。

石　淋

膀胱湿热、气化不利证案例

【病情资料】

史某，男，36岁，2019年7月10日初诊。

主诉：小便不畅10个月。

现病史：患者10个月前因尿有中断，去医院检查，B超示膀胱结石，呈砂石样，医生嘱咐多喝水，多排尿，若疼痛剧烈随时医院急诊。患者一直遵医嘱多饮水，但总有尿中断，今来就诊。

刻下症：尿频，尿有中断，小腹胀，纳食正常，睡眠安，大便正常，小便色黄，舌质红，苔黄腻，脉滑。

个人史：平素饮水少，喜吃辛辣、肥肉。

【诊断原则】

1. 整体审察

局部病状、全身情况、实验室检查：10个月前发现尿频，有中断，小腹胀，纳食正常，睡眠安，大便正常，小便色黄，舌质红，苔黄腻，脉滑，B 超显示膀胱结石，呈砂石样。

疾病与性别、年龄、饮食的相关情况：年轻男性，平素饮水少，喜吃辛辣、肥肉。

2. 四诊合参

望诊：舌质红，苔黄腻，B 超示膀胱结石。

闻诊：无。

问诊：纳食正常，睡眠安，小腹胀，大便正常，小便频，色黄，有中断，舌质红，苔黄腻，平素饮水少，喜吃辛辣和肥肉。

切诊：脉滑。

【诊断原理】

1. 以常达变

正常表现：纳食正常，睡眠安，大便正常，说明疾病对饮食、睡眠、大便造成的影响小，是正常表现。

异常情况：青年男性气血充盛，脉滑是正常脉象，结合膀胱结石，小便色黄，脉滑主痰湿、实热，也属于异常脉象；综合分析，膀胱结石，尿频，有中断，小腹胀，小便色黄，舌质红，苔黄腻，脉滑，是异常情况。

病名：以尿频、尿有中断、小腹胀为主要表现，中医属于石淋范畴，B 超显示膀胱结石，呈砂石样，中医病名是石淋。

2. 司外揣内

主诉小便不畅。《素问·宣明五气》："膀胱不利为癃，不约为遗尿。"结合尿频，有中断，小腹胀，依据藏象理论，与膀胱有关。

3. 审症求因

小便不畅 10 个月。结合尿频、尿有中断、小腹胀以及 B 超所见，为结石阻塞，尿路不通，膀胱气化失利；结合小便色黄、舌质红、苔黄腻、脉滑，与湿热有关。综合分析，小便不畅的病因是湿热蕴结，结石阻塞。

【病因理论】

1. 问诊求因

平素饮水少，喜吃辛辣、肥肉，酿成湿热，注于下焦，通过问诊获得的病因是饮食不节，湿热久郁，蕴结成砂。

2. 审症求因

通过审症获得的病因是湿热蕴结，结石阻塞。

【病机理论】

患者喜吃辛辣、肥肉导致脾胃运化功能失常，酿湿生热，阻滞中焦，清阳不升，浊阴不降，湿热下注，影响膀胱气化则尿频、小腹胀。《灵枢·口问》所谓："中气不足，溲便为之变。"湿热内生，蕴结膀胱，煎熬尿液，结为砂石，阻于尿道，则尿中断；热熏灼津液，则小便黄；舌质红、苔黄腻、脉滑为湿热内蕴之象。综合分析，病位在膀胱，病变与膀胱密切相关，涉及脾、肾，属虚实夹杂证，以实为主，病机是湿热蕴结，膀胱气化失利。

【辨证方法】

依据八纲辨证理论为里证、实多虚少证，属于内伤杂病的范畴，进一步使用脏腑辨证理论为膀胱湿热、气化不利、蕴结成石证。

1. 八纲辨证辨为里证、实多虚少证依据

辨里证：无恶寒发热并见的表证，无寒热往来的半表半里证，病位在膀胱，膀胱腑的症状表现突出，符合里证特点。

辨实多虚少证：结石为湿热蕴结、膀胱气化不利之象，为虚实夹杂；尿频、尿有中断、小腹胀、小便色黄、舌质红、苔黄腻、脉滑，为湿热阻滞之象，属实证。属实证多虚证少。

2. 脏腑辨证辨为膀胱湿热、气化不利、蕴结成石证依据

辨膀胱湿热、气化不利证：患者以小便不畅为主症，伴尿频、小腹胀、舌质红、苔黄腻、脉滑，为膀胱湿热、气化不利之象。

辨蕴结成石证：B 超所见为湿热久郁、蕴结成砂之象。故属蕴结成石证。

综观症、舌、脉表现，患者病位在膀胱，病变涉及脾肾，属里证、实多虚少证，为本虚标实，膀胱湿热、结石为标，膀胱气化不利为本，证名是膀胱湿热，气化不利，蕴结成石。

【治疗理论】

以"治标与治本""扶正祛邪"为总则，属里证、实多虚少证，为本

虚标实，本着"急则治其标""实则泻之"的原则，治疗时以治标为法，八法中采用清法、消法二法。《湿热病篇》："湿热俱多则下闭上壅而三焦俱困矣，当三焦分治。"病位在膀胱，消法之中以下焦为主，具体治法为清热祛湿，畅通三焦，化石排石。

【中药理论】

病案的处方应体现治法，即清热祛湿，畅通三焦，化石排石。依据药性理论选取中药：性寒祛热；芳香味辛，能开上、畅中，味苦能降，味淡能渗下，咸能软坚；选归膀胱、肺、脾、肾、三焦经为主；药选升浮以开上，沉降以渗下。

【方药分析】

1. 处方资料

郁金 10 克，炒栀子 10 克，法半夏 9 克，生薏苡仁 15 克，连翘 10 克，滑石渣^{先煎}10 克，生甘草 6 克，金钱草 20 克，炒杏仁 10 克，白豆蔻 10 克，生牡蛎^{先煎}15 克，熟大黄 10 克，泽泻 10 克，厚朴 10 克，鸡内金 10 克，海金沙^{包煎}15 克，瞿麦 10 克，萹蓄 10 克，7 剂，水煎服，日 2 次。

2. 方药的选取

为湿热蕴结膀胱，膀胱气化不利，蕴结成石，属实多虚少，治疗以祛邪为法，具体治法为清热祛湿，畅通三焦，化石排石，方以三仁汤、八正散、二妙散加减。

三仁汤出自《温病条辨》，主治湿温初起或暑温夹湿之湿重于热证，由杏仁、滑石、白通草、白蔻仁、竹叶、厚朴、生薏苡仁、半夏组成，具有宣畅气机、清利湿热的作用，选方中诸药能宣上、畅中、渗下，调畅三焦。

八正散出自《太平惠民和剂局方》，主治湿热下注、蕴于膀胱所致的热淋，由车前子、瞿麦、萹蓄、滑石、栀子、炙甘草、木通、大黄、灯心草组成，具有清热泻火、利水通淋的作用。方中诸药清利下焦湿热力强，再加入化石、排石之品。

3. 处方分析

鸡内金、海金沙、郁金、金钱草、生牡蛎能化石排石；炒杏仁入肺，宣降肺气能开上，白豆蔻、法半夏、厚朴性味辛温，归脾、胃经，能祛湿畅中，生薏苡仁、车前子、瞿麦、萹蓄、滑石、泽泻、金钱草味淡，能利水渗湿，使湿之邪从小便而出，金钱草、郁金归肝经，能疏肝解郁，四组药配伍宣上、畅中、渗下，疏肝理气，调畅三焦气机，促进湿热的祛除；车前子、瞿麦、萹蓄、滑石、炒栀子、生甘草、连翘、金钱草、泽泻、大黄性寒，能清热燥湿、清热利湿，使湿热之邪从大小便分解。诸药配伍，湿热得解，结石得除，诸证自消。

【预防理论】

每天饮水量1500~2000mL，并及时排尿，防止尿液浓缩，预防结石发生；应调节饮食，忌食肥甘、辛辣之品，避免湿热蕴结。

【按语】

肾者主水，调节全身水液代谢；膀胱者州都之官，津液藏焉，气化则能出矣。贮藏与排泄尿液，肾与膀胱相表里，经脉相互络属，共主水道。膀胱结石的出现与湿热、膀胱气化无力均有关，患者病机属虚实夹杂，由于年轻，初诊考虑以祛实为重点，治疗时以清热祛湿、化石排石为主，若复诊时症状不减，需要考虑扶正排石，方中需加入补肾、益肾的药物。

内伤发热

脾胃虚弱、气虚发热证案例

【病情资料】

王某，女，45岁，2021年5月17日初诊。

主诉：低热半个月。

现病史：患者半月前因诸事操劳，思虑过度，出现头痛，测体温37.3℃，自己认为感冒了，自服去痛片，汗出后头痛暂时缓解，但仍低热，出现心慌，动则头晕，在家休息静养后略有缓解，但仍低热，体温一直在37.1~37.3℃。

刻下症：发热，无鼻塞、流涕，头晕头痛，睡觉时不觉，醒后自知，稍作劳动则心悸、乏力、头痛头晕加重，面色少华，食欲不佳，大便发黏，小便正常，舌质淡，舌有齿痕，苔淡黄腻，脉细。

既往史：有冠心病史 10 余年，平素脾胃虚弱，怕冷喜暖，体瘦。

体格检查：体温 37.3℃。

【诊断原则】

1. 整体审察

局部病状、全身情况：低热半个月，服"去痛片"汗出后头痛暂时缓解热不退，遂出现心慌，动则头痛头晕，在家休息静养后略有缓解，体温一直在 37.1～37.3℃ 之间，无鼻塞、流涕，头晕、头痛，睡觉时不觉，醒后自知，稍作劳动则心悸、乏力、头晕加重，面色少华，食欲不佳，大便发黏，小便正常，舌质淡，舌有齿痕，苔淡黄腻，脉细。

疾病与性别、年龄、体质、劳逸的相关情况：中年女性，平素脾胃虚弱，怕冷喜暖，体瘦，诸事操劳、思虑过度出现发热、头痛，冠心病史 10 余年。

2. 四诊合参

望诊：面色少华，无流涕，体温 37.3℃，舌质淡，舌有齿痕，苔淡黄腻。

闻诊：无鼻塞。

问诊：发热、汗出、头痛、头晕、心悸、乏力，动则上述症状加重，无鼻塞、流涕，食欲不佳，大便发黏，小便正常，半个月前因诸事操劳、思虑过度出现发热，有冠心病史，平素脾胃虚弱，怕冷喜暖，体瘦。

切诊：脉细。

【诊断原理】

1. 以常达变

正常表现：无鼻塞、流涕，小便正常，说明疾病对鼻腔、小便未造成影响，是正常表现。

异常情况：女性脉细是正常脉象，结合稍作劳动则心悸、乏力、头晕加重，面色少华，为气血不足之象，脉细主虚证，也属于异常脉象；综合分析，低热、头痛、头晕，稍作劳动则心悸、乏力、头痛头晕加重，面色少华，食欲不佳，大便发黏，舌质淡，舌有齿痕，苔淡黄腻，平素怕冷喜暖，脉细，是异常情况。

病名：以低热为主症，结合稍作劳动则心悸、乏力、头痛头晕加重，睡觉时头痛能缓，属阵发性头痛。无感受外邪所致的头身疼痛持续性发作情况，无鼻塞，无流涕、脉浮等症，中医病名是内伤发热。

2. 司外揣内

主诉低热半个月，结合动则心悸、食欲不佳、体瘦、舌有齿痕，依据藏象理论，与心、脾、胃有关。

3. 审症求因

低热半个月，结合头晕、头痛，睡觉时不觉、醒后自知，白天精力集中在病痛上，思虑则伤心脾，气血更加不足，睡时人从直立位变成卧位，重力作用使头部气血能暂时得到补充，睡时血归于肝，血能养肝，肝疏泄功能较白天正常，可调畅气机，使气血上荣顺利，故与气血不足有关；结合稍作劳动则心悸、乏力、头晕加重，劳则气耗，与气虚有关；结合面色少华、食欲不佳、大便发黏、舌质淡、舌有齿痕、苔淡黄腻、脉细，与脾气不足有关。综合分析，低热的病因是心脾气血不足。

【病因理论】

1. 问诊求因

平素脾胃虚弱，怕冷喜暖，体瘦，与阳气不足，血少有关；因诸事操劳，思虑过度，伤及脾，脾气虚，清阳不升，通过问诊获得的病因是脾气虚，阳气弱，血少。

2. 审症求因

通过审症获得的病因是心脾气血不足。

【病机理论】

患者平素脾胃虚弱，因诸事操劳，思虑过度，更伤脾，脾气虚，清阳不升，脑失所养出现头痛；清阳不升，则下陷，湿浊随之下流，郁遏下焦阳气，化火上攻，故出现发热；服"去痛片"汗出后经络暂时通畅，因此头痛暂时缓解，但汗出伤气伤阴，气更加不足，气虚则阴火更加上冲，故热不退；汗为心液，气血不足，心失所养，出现心慌；动则气血消耗，脑部气血更加不足，则头痛、头晕；在家休息静养后气血得补，故头痛头晕有缓解；结合头晕、头痛睡觉时不觉、醒后自知，白天精力集中在病痛上，思虑则伤心脾，气血更加不足，睡时人从直立位变成卧位，重力作用头部气血能暂时得到补充，睡时血归于肝，肝疏泄正常，气机调畅，气血上荣顺利，故与气血不足有关；劳则气耗，稍作劳动则心悸、乏力、头晕加重；面色少华，食欲不佳，舌质淡，舌有齿痕，脉细，为脾胃气虚、气血不荣之象；怕冷喜暖为阳气不足之象，体瘦为气血不足、肌肉失养之象；大便发黏，苔淡黄腻，为湿热停聚之象；无鼻塞、流涕，说明无鼻窍不利之证，与肺无关。综合以上分析，病位在中焦，病变与脾胃密切相关，涉及心，属虚实夹杂证，以虚证为主，病机是脾气不足，清阳不升。

【辨证方法】

依据八纲辨证理论为里证、虚多实少证，属于内伤杂病的范畴，进一步使用脏腑辨证理论为脾气不足、气虚发热、兼湿热内停证。

1. 八纲辨证辨为里证、虚多实少证依据

辨里证： 无恶寒发热并见的表证，无寒热往来的半表半里证，病位在脏腑，脾胃的症状表现突出，符合里证特点。

辨虚多实少证： 起病缓慢，病程较长，低热，伴面色少华，体瘦，乏力，食欲不佳，舌质淡，舌有齿痕，脉细，为脾气不足之象，为虚证；大便发黏，苔淡黄腻，为湿热停聚之象，为实证。属虚证多实证少。

2. 脏腑辨证辨为脾气不足、气虚发热、兼湿热内停证依据

辨脾气不足、气虚发热证： 患者以低热为主症，伴心慌、头痛头晕呈阵发性，稍作劳动则诸症加重，怕冷喜暖、面色少华、乏力、体瘦、食欲不佳、舌质淡、舌有齿痕、脉细，为脾气不足、气虚发热之象。

辨湿热内停证： 大便发黏、苔淡黄腻为湿热停聚之象。

综合以上分析，病位在中焦，病变与脾胃密切相关，涉及心，属里证、虚多实少证，本虚标实，以脾胃虚弱、气虚发热为本，湿热内停为标，证名是脾胃虚弱，气虚发热，兼湿热内停证。

【治疗理论】

以"治标与治本""扶正祛邪""调理脏腑""调理精、气、血、津

液""三因制宜"为总则,属里证、虚多实少证,本虚标实,本着"标本兼治""虚则补之""实则泻之""气陷宜升""顺应脾胃的生理特性""脾胃同治""因人制宜"的原则,治疗时采取"劳者温之,损者益之",以甘温除热为法,升举阳气。患者禀赋不足,平素脾胃虚弱,不可大补急补,只可缓补,兼有湿热,其体不耐攻伐,则攻伐药量宜轻,八法中采用温法、补法、消法三法,其中温补法为主、消法为辅。具体治法为甘温除热,兼理气除湿。

【中药理论】

病案的处方应体现治法,即甘温除热,兼理气除湿。依据药性理论选取中药:性味甘温能益气除热,甘寒能补阴,辛能升举、能行气,气味芳香能醒脾能化湿;药选归脾、胃经为主;药选偏升浮以升举清阳。

【方药分析】

1. 处方资料

生黄芪 120 克,红参 10 克,炒白术 10 克,桂枝 15 克,陈皮 10 克,炙甘草 10 克,当归 20 克,砂仁[后下] 8 克,升麻 6 克,柴胡 3 克,五味子 10 克,天麻 10 克,麦冬 10 克,龙眼肉 15 克,葛根 6 克,生姜[自备] 3 片,大枣[自备] 2 枚,5 剂,水煎服,1 剂药服 2 日,日 2 次。

2. 方药的选取

患者属虚证,治疗以补虚为法,具体治法为甘温除热,兼甘寒泻火、理气除湿,方以补中益气汤、生脉饮加减。

补中益气汤出自李东垣《内外伤辨惑论》,主治脾胃气虚、气虚下陷、气虚发热证,由黄芪、炙甘草、人参、酒当归、橘皮、升麻、柴胡、白术组成,此方能补益脾胃,补而不滞,补中有升,升阳举陷,又可甘温除热,全方选入。

生脉饮出自《医学启源》,主治气阴两伤证,由人参、麦冬、五味子组成,具有补益气阴的作用,全方选用。并配龙眼肉、枸杞子加强补气、补血之力。

3. 处方分析

黄芪、人参、炙甘草、白术、酒当归、橘皮、升麻、柴胡补益脾胃,升阳降浊，甘温除热；人参、麦冬、五味子、桂枝味甘、归心经，补敛气阴以复脉，治疗心悸，其中人参、桂枝甘温以温通经脉、益气通脉，麦冬、五味子甘寒以补阴，五味子酸能收敛气阴；天麻甘平、归肝经，能止痉通络、葛根味辛能通经，二药配合能通经络、止头痛；患者脾胃气弱，湿浊停聚，苔腻、大便发黏，葛根配合升麻、柴胡升脾胃清阳之气，助脾胃阳升而湿除；砂仁气味芳香，能理气化湿，醒脾开胃，配合陈皮增强健脾化湿、补而不滞之力；生姜、大枣调和脾胃。诸药配伍，脾胃气足，清升浊除，阳生阴长，气血旺盛，则虚热自除。

【预防理论】

患者需要清心寡言，多休息，在体力允许的情况下，适当户外活动，以增强体质，提高正气；多进食易于消化，又富于营养的五谷杂粮、蔬菜、水果保养脾胃。

【按语】

1. 患者脾胃虚弱，清气不升则气陷、失于运化则湿停、下焦阴火郁积则火郁。治疗时以温补脾胃为主，少配祛湿、祛火之品以祛邪，最后达到补脾升阳、扶正祛邪的目的。在使用大量温补脾胃药的同时，加入柴胡、升麻、葛根三味药，三药总量少，味辛，偏于升散，能升举阳气，有利于祛除湿浊和发散郁火。其中葛根、升麻入脾胃经，能升脾胃清阳之气，柴胡主升肝胆之气，肝胆的疏达有利于脾的升清，清升浊降，脾胃的功能恢复正常。

2. 发热的病机是阳气不升，阴火内伏。阴火属于邪火，邪火要清，但不能用苦寒之品损伤脾胃。病案处方中选用少量味甘微苦、微寒的麦冬，既能清热，又能益胃，防止发生败胃的弊病。

脱　肛

肺脾肾虚、中气下陷证案例

【病情资料】

寇某，男，65岁，2021年6月2日初诊。

主诉：脱肛半年。

现病史：患者半年前出现如厕时间过长易脱肛，有 5~6 次用手自行托入，时有便意，但解时便不出，大便不成形，1 日 1 行，咽干易渴，晚上 1 小时喝 1 次水，夜尿 2~3 次，纳食正常，睡眠正常，舌淡青，苔中淡黄腻，舌中部有裂纹，脉细。

既往史：有慢性咳嗽 1 年，现已不咳。

【诊断原则】

1. 整体审察

局部病状、全身情况：脱肛半年，如厕时间过长易脱肛，用手能自行托入，时有便意，解时便不出，大便不成形，睡眠正常，纳食正常，咽干，口渴多饮，夜尿多，舌淡青，苔中淡黄腻，舌中部有裂纹，脉细。

疾病与性别、年龄、年龄、病史的相关情况：老年男性，慢性咳嗽 1 年，现已无咳。

2. 四诊合参

望诊：舌淡青，苔中淡黄腻，舌中部有裂纹。

闻诊：无。

问诊：咽干，睡眠正常，纳食正常，口渴多饮，大便不成形，时有便意，解时便不出，脱肛，夜尿多，半年前因如厕时间过长出现脱肛，有慢性咳嗽。

切诊：脉细。

【诊断原理】

1. 以常达变

正常表现：睡眠正常，纳食正常，说明疾病对饮食、睡眠造成的影响小，是正常表现。

异常情况：老年男性，如厕时间过长容易肛门脱出，用手能自行托入，时有便意，解时便不出，大便不成形，咽干，口渴多饮，夜尿多，舌淡青，苔中淡黄腻，舌中部有裂纹，脉细，是异常情况。

病名：以如厕时间过长容易脱肛为主要表现，中医病名是脱肛。

2. 司外揣内

主诉脱肛半年，结合脾不升则肛门重坠、大便不成形，肾阳不足则夜尿多，久咳伤肺，依据藏象理论，病位在大肠，与肺、脾、肾有关。

3. 审症求因

主诉脱肛半年，《难经》云"病之虚实，入者为实，出者为虚"，与虚有关；结合时有便意、大便不成形，为脾气亏虚，中气下陷，清气不升；结合咽干，夜间口渴多饮，夜尿多，与肾阳不足、气化失司、津不上承有关；结合久咳伤肺，易伤气阴。综合分析，脱肛的病因是脾虚下陷，肺肾两虚。

【病因理论】

1. 问诊求因

如厕时间过长易脱肛，与气陷有关，通过问诊获得的病因是清气不升。

2. 审症求因

通过审症获得的病因是脾虚下陷，肺肾两虚。

【病机理论】

患者年逾六旬，脏腑功能低下，脾气不足，升举无力则脱肛，时有便意，大便不成形，脉细；肺与大肠相表里，肛门是大肠的魄门，巢氏认为"实热则大便秘结，虚寒则肛门脱出"，久咳伤肺，气阴耗伤，肺气不足，大肠不固则肛门脱出。肺肾阴虚，咽喉失润则咽干；夜间属阴，肾阳不足，膀胱气化无力，津液不化，失于固摄，则夜尿多，津不上承则口渴；苔黄腻为湿停热郁之象；舌淡青，青色主寒证、气滞、血瘀、疼痛、惊风，结合主诉为气虚血瘀之象；舌中部有裂纹，为精微不能上输濡养舌体之象。综合以上分析，病位在大肠，病变与脾密切相关，涉及肺肾，属虚实夹杂证，以虚证为主，病机是中气不足，升举无力。

【辨证方法】

依据八纲辨证理论为里证、虚多实少证，属于内伤杂病的范畴，进一步使用脏腑辨证理论为脾气虚弱、中气下陷、肺脾肾虚、津不上承、湿热停聚证。

1. 八纲辨证辨为里证、虚多实少证依据

辨里证：无恶寒发热并见的表证，无寒热往来的半表半里证，病位在大肠，大肠、肺脏、脾脏的症状表现突出，符合里证特点。

辨虚多实少证：慢性起病，有慢性咳嗽病史、脱肛、时有便意、舌淡青、脉细为气虚；舌有裂纹、咽干易渴为津液不足；夜尿多为肾阳不足；均属虚证。大便不成形、苔中淡黄腻为有湿热之象，属实证。属虚证多实证少。

2. 脏腑辨证辨为脾气虚弱、中气下陷、肺脾肾虚、津不上承、湿热停聚证依据

辨脾气虚弱、中气下陷证：患者以脱肛为主症，伴时有便意、大便不成形、脉细，为脾气虚弱、中气下陷之象。

辨肺脾肾虚、津不上承证：久咳史、咽干、口渴、夜尿多、舌中部有裂纹为肺肾两虚、津不上承之象。

辨湿热停聚证：苔黄腻为湿停热郁之象。

舌淡青为血瘀之象。

综观症、舌、脉表现，患者病位在大肠，病变与脾密切相关，涉及肺肾，属里证、虚多实少证，为本虚标实，以肺脾肾虚、中气下陷为本，湿浊停聚为标，证名是肺脾肾虚，中气下陷，兼湿浊停聚。

【治疗理论】

以"治标与治本""扶正祛邪""调理脏腑"为总则，属里证、虚多实少证，本虚标实，本着"标本兼治""虚则补之""实则泻之""顺应肺脾肾的生理特性""肺脾肾同治"的原则，治疗时以治标为主，兼治本，八法中采用补法、消法二法，其中补法为主、消法为辅。具体治法为补益肺脾肾，升阳举陷，兼理气除湿。

【中药理论】

病案的处方应体现治法，即补益肺脾肾，升阳举陷，兼理气除湿。依据药性理论选取中药：性味甘温能益气，甘寒能补阴，辛能升举、能行气，气味芳香能醒脾能化湿；药选归脾、肺、肾经为主；药选偏升浮以升阳举陷。

【方药分析】

1. 处方资料

生黄芪 80 克，党参 20 克，炒白术 12 克，炙甘草 6 克，陈皮 12 克，当归 12 克，葛根 6 克，石斛 10 克，麦冬 10 克，升麻 6 克，柴胡 3 克，山药 20 克，莲子肉 20 克，桔梗 10 克，砂仁^{后下}6 克，补骨脂 10 克，山茱萸 10 克，生姜^{自备}3 片，大枣^{自备}2 枚，7 剂，水煎服，日 2 次。

2. 方药的选取

患者属虚多实少证，治疗以补虚为主，具体治法为补益肺脾肾，升阳举陷，兼理气除湿，方以补中益气汤加减。补中益气汤出自李东垣《内外伤辨惑论》，主治脾胃气虚、气虚下陷证，由黄芪、炙甘草、人参、酒当归、橘皮、升麻、柴胡、白术组成，此方能补益脾胃，升阳举陷，全方选入。

3. 处方分析

人参、黄芪、白术、山药、莲子肉、补骨脂、山茱萸、大枣、炙甘草味甘能补肺脾肾之虚，其中多归脾经，以补脾为主，既能培土生金，又能先后天互相资助；石斛、麦冬味甘微苦、微寒，归肺、肾经，甘寒补肺肾阴虚，甘苦寒能滋阴清热，当归养血和血，配合补气药有阳生阴长之意；桔梗载药上行入肺，既助培土生金之功，又助升麻、柴胡、葛根升举阳气之力；陈皮、砂仁味辛香归脾经，能行气醒脾化湿，使方中之药补而不壅；生姜、大枣调和脾胃，炙甘草调和诸药。诸药配伍，气虚得补，自不下陷。

【预防理论】

积极做提肛运动，避免做增加腹腔内压力的动作，减轻大肠负担。

【按语】

1. 脱肛的病因：五志过极、饮食过饱、偏嗜辛辣之物大肠热盛，热迫大肠；《丹溪心法》云"肺与大肠为表里，故肺脏蕴热，则肛门闭结，肺脏虚寒，则肛门脱出"，外感寒邪、湿邪，导致大肠虚冷；过食寒凉脾阳不足；劳力过度，伤气则中气不足，伤形则肛门脱出；房劳过度导致肾虚；持重努伤造成腹腔内压力过大。此脱肛病案与年老体弱和慢性咳嗽有关，是肺、脾、肾三脏气虚所致，需三脏同补，以脾为主。

2. 在本书中生柴胡、醋柴胡常常选用，二者区别在于：生柴胡长于疏散退热，升举阳气，醋柴胡长于疏肝解郁。如在风热袭表、鼻窍不利证案例中发热时间较长已经 4 天，邪气在表有深入的可能性，需荆芥穗配柴胡加强疏散退热之力；若病邪已入少阳，需黄芩、青蒿与柴胡相配加强和解退热之功；脱肛案例中用升麻、葛根与柴胡配伍，在补气基础上，实现升举阳气的目的；在案例中属肝郁气滞证的用醋柴胡疏肝解郁，但其性升散，古人有"柴胡劫肝阴"之说，故常配伍白芍。

后 记

即使有系统的理论学习、较长时间的临床实践，如果没有勤学多记、临证多思、名师指点，想取得很好的临床疗效也是很难的，在此我想讲一讲我的学习与工作经历。

我从小就对医学很着迷，家里有人学西医，我性子执拗，总想与众不同，就考到了首都医科大学中医药学院。

上学后，我才发现每天要背的东西特别多，中医基础理论、中医诊断学、中药、方剂……那时的感觉就是理科生掉进了无边无际"背书的海洋"，学得很是枯燥，直到大三见习课，才终于有了临床实践的机会。

由于我手脚勤快、机灵好问，有一位老专家很喜欢我，看完病人经常结合当时的情况提问我：病人是什么证，该用什么方、什么药？我有时能答出来，有时答不出来，因为怕丢脸，所以下了不少功夫补充自己欠缺的知识。我印象最深刻的是，有一天跟老师结束上午门诊后，她说下午要带我去会诊。会诊的患者已经发热一个多月了，当时是夏天，这个患者每天都发热，上午体温38℃左右，下午体温最高能达到39.5℃，一切退热手段都用过了，但仍然每天如此。患者面色黄白，肢重困倦，舌淡红，舌苔白腻，脉濡。老师问我这个是什么证，我说很像三仁汤证：三仁汤的临床表现就是头痛恶寒，身重疼痛，肢体倦怠，面色淡黄，胸闷不饥，午后身热，苔白不渴，脉弦细而濡。老师听了表示赞许，让我把方子写下来，并写下药物克数，我写下了：杏仁10克，白蔻仁6克，生薏苡仁15克，滑石15克，通草6克，竹叶10克，半夏9克，厚朴10克。老师看后只在方子后面加了一味连翘10克，并开了七剂，交给护士去处理医嘱。

在回来的路上，我问老师："患者体温那么高，这药能管用吗？要是不退烧怎么办呢？"老师安慰我："处方是我签名，你不用担心。"就这样我怀着惴惴不安的心情度过了一周。一周后又去会诊，我和老师刚刚进入病房，值班护士就跑过来："主任，那个发热的病人已经3天不烧了，明天要出院。"老师回过头来看看我，意思是：这下放心了吧。通过这次会诊见证了我亲自开的方子的神奇疗效，坚定了我学习中医的信心。

进入大学四年级，开始进入温病学课程的学习，周耀庭教授当时作为温病教研室主任为我们讲温病学总论部分，当讲到温病辨证理论体系是卫气营血辨证和三焦辨证时，常常结合自己的临床实践，把温病学理论讲得深入浅出，引人入胜，也使我想起大三见习那个治疗成功的病例，病人的临床表现比较典型，与三仁汤证正好吻合才会有效，如果患者临床表现不典型该如何处方，于是想到背书虽好，会辨证更妙，如果当时能运用卫气营血辨证、三焦辨证这样的理论去分析病人的病情，就更好了。心里暗下定决心要把温病学这门课学好，可惜周老师的总论讲完了，我有一种意犹未尽的感觉，梦想将来要是能当周耀庭教授的徒弟，可以深入、系统地学习温病学知识该有多好啊。

大学毕业，我被分配到了中医院，当时要与西医医生一起值急诊班。一天下午四点多，急诊医生刚跟我交完班，患者家长就来找我：小孩又烧起来了，体温38℃。患者家长焦急地说：小孩子发热已经3天，每天下午都在急诊室输抗生素液体，今天的液已经输完了，地塞米松也用过了，怎么办？我考虑了一会儿，给了两个建议：一是马上去儿童医院，二是我开一剂中药让患儿服用观察。家长考虑既然该用的西药已经用过了，去儿童医院也没液可输，决定服中药试试。于是我给他开了银翘散合白虎汤加味，同时嘱咐家长，如果小孩服药后烧仍不退，马上去儿童医院急诊。没想到，第2天一早患儿家长就来找我说：孩子服药十分钟后，开始吐，药都吐出来了，出了一身汗，烧就退了。问还用再吃药吗？我只嘱咐他给孩子吃点清淡的、好消化的粥之类的食物即可。

虽然我治好了这个病人，但我并没有太高兴，因为有个问题我不明白：患儿为何会先吐，然后汗出烧退？我开的药没有催吐作用，银翘散合白虎汤加味是解表清热，应该汗出烧退才对啊？这个问题困扰了我很久，我想不明白，就去古籍中找。我在读到《伤寒论》："桂枝汤……若一服汗出病差，停后服，不必尽剂。""栀子豉汤……得吐者，止后服。"突然明白了用桂枝汤是在调动人体正气，以汗作为祛邪外出体表的一种表达；服栀子豉汤呢，是因为病邪在上焦，居于高位，服药后使郁热松解，正气祛邪外出以吐为表现，既然在汗后、吐后邪气都祛除了，故不必再服药了。《成方切用》："邪在表宜汗，在上焦宜吐，在中下宜下，此汗吐下三法也。今人唯知汗下，而吐法绝置不用，使遇当吐之证，而不行涌越，则邪气壅结而不散矣。经曰：其高者因而越之，又曰，在上者涌之。丹溪曰：吐中就有发散之义。张子和曰：诸汗法，古方多有之，惟以吐发汗者，世罕知之，故予尝曰，吐法兼汗，其以此夫。"看到这一段彻底解决了我的问题：患儿发热虽有3天，邪气有向里之势，然而邪气本在表、在上，服药鼓动了小儿体内正气祛邪外出，所以先吐后汗。

在临床中，经常会遇到这类问题，虽然解决了患者的病痛，但自己不知其所以然，只好自己去找答案。从哪里去找，从经典。所以读经典、做临床是学中医之本，而跟师学习会让我们少走弯路。所以，我后来一直在寻找跟师的机会。

终于在2008年我有幸被选为第四批全国老中医药专家学术经验继承人，师从国家级名老中医周耀庭教授，他就是大学时期教我们温病学的周老师，真是机缘巧合，我大学时期的梦想真的实现了。从此以后，上午跟师出门诊，下午听老师讲授叶天士《外感温热论》、吴鞠通《温病条辨》、薛生白《湿热病篇》等经典。在讲到《外感温热论》"若苔白而底绛者，湿遏热伏也，当先泄湿透热"时，周老师说："白苔绛底，是指白腻苔，舌质绛。一般见到绛舌多属营分热，但也有例外，此种舌质绛，同时有白腻苔，是湿热之邪阻遏气分，热邪不能外达，则深入，内逼营分出现绛舌，关键还是湿邪在气分，湿遏热伏，治疗当先泻湿透热，这种情况大部分是膜原证，用达原饮之类，湿邪开达，使热邪外透，绛舌就能消退。"并讲了两个病案。

案1，老年女性，间断发热8个多月，发热半个月，停半个月。用抗生素、激素治疗热能降。一般从下午1：30开始，体温逐渐升高，夜间最高可达39℃，发热前怕冷，食欲差。咽微红，颈部淋巴结不大，舌质暗红，苔白厚腻如积粉，脉弦滑。

案2，青年女性，40天前突然皮肤显红疹，多在大腿内侧，有突起，十多天后出现发热，高热持续十天，晚上高，白天低，最高40.2℃，烧前寒战，烧退时出汗，口渴，烧时无疹，烧退起疹，伴关节痛。舌质红，根厚中前少苔，脉弦滑略数。

这两个案例辨证都是湿热内蕴，阻遏膜原。

案1诊断为高热。从苔白厚腻如积粉，结合发热时间长，往来寒热，休作有时，体温上升时恶寒，39℃以上恶热及脉弦滑等表现可知为湿重热轻。治法为清热化湿、开达膜原。药用青黛、柴胡、青蒿、枳壳、黄芩、草果、槟榔、茵陈、连翘、厚朴、法半夏、滑石、炒常山、茯苓、青皮、陈皮、广藿香、石菖蒲。方中重点用草果燥湿除痰，柴胡、黄芩量大入少阳，草果、槟榔、厚朴、茯苓、法半夏化湿，炒常山祛痰截疟。

案2诊断为疹。疹多由热毒之邪引起，多兼风。疹色深红，为热重风轻；疹色浅面痒，为风重热轻。但这个患者的疹周老认为不同于一般的疹，可以用叶天士"若苔白而底绛者，湿遏热伏也，当先泄湿透热"解释，因湿邪太盛，热邪不能外达，被迫逼入营分，关键在气分。这种皮疹，主要分布于躯干、四肢，也可见于面部。颜色为多为橘红色，形态多变，或斑丘疹，或荨麻疹样皮疹，或结节样皮疹，其特征是常与发热伴行，热高疹发痒甚，热退则疹消痒轻。所以治疗时要解毒透邪，在案1方的基础上，去掉炒常山、茯苓、青皮、陈皮、广藿香、石菖蒲，加连翘、金银花、赤芍、牡丹皮等品。

跟师4年，目睹了周老的临床疗效，周老的临床实践教学，使我将经典与临床更好地结合起来，临床疗效大有提高。

在教学工作中，我深深地知道学生最初接触中医时的体会，即接触的知识是零散的，需要背的知识很多，但又不能死记硬背，要知其然，更要知其所以然。在临证中要把这些知识融会贯通，才能辨证清楚，选出合适的治疗方案。只有这样，中医思维下的辨治处方思路才能逐渐形成。记得我在讲完金匮肾气丸这个方剂后1个多月，有个学生问：老师，这个丸药有减肥功效吗？我问她为什么这样问。原来学生在听我讲完后，认为她爸爸肾虚，就买了中成药给他，爸爸很听女儿的话，乖乖服了1个月，服后不仅腰酸有好转，而且减了5公斤。能有这样的效果，学生很高兴，但她不明白为何能减肥。我告诉她：这个方子温补肾阳，化气行水，当患者的肾阳得补，肾气充足，水液的运行就恢复正常了，停聚于体内的痰饮水湿自能消散，病理产物祛除，体重自然减轻了。我告诉她我还用金匮肾气丸治过老年人足跟痛，《方剂学》中金匮肾气丸写的是治疗肾阳气不足而出现的腰痛脚软，身半以下常有冷感，少腹拘急，小便不利，或小便反多，入夜尤甚，阳痿早泄，舌淡而胖，脉虚弱，尺部沉细，以及痰饮、水肿、消渴、脚气、转胞等症。课本中并没有提到足跟痛，那为何患者吃金匮肾气丸有效呢？这就是中医思维，你要懂得了原理，这个问题就迎刃而解。足跟痛在中医学属"痹证"的范畴，中医认为不荣则痛、不通则痛，《医宗金鉴》记载足跟乃督脉发源之地，足少阴肾经从此所过。那是位老年患者，年逾六旬，脏腑气血已衰，肝肾不足，筋骨经脉失其濡养故足跟痛，走路痛，休息时则不痛；肝肾不足故腰酸腰痛、视物昏花、时有头晕；肾阳气不足故膝关节以下发凉，大便4~5次；舌偏胖、脉沉细为里虚之象。从以上症状表现可以辨证为肾阳不足，肝肾亏虚，经络不通。服金匮肾气丸可以治疗，但要注意，不是所有的足跟痛都可以用，而一定要有肾阳不足之证。

此书即将付梓之际，回望写书之路有些许感慨。

当我把临床医案初稿交给了张伏震老师，张老师看后认为辨证过程太少，需要把重要的、精华的内容都在辨证过程中体现出来，要把辨证处方的思路过程一步步地呈现出来，这些应该是读者最想看到的内容。听了建议，我在脑海里构思这38份病案的写作框架，几易其稿，最终写出了一个病案，让学生去读，他们觉得读完这样的病案详析过程，思路一下子就开阔了，于是我信心倍增，稍作修改后就按照这样的体例去写。正赶上我中医执业的医院由于新冠肺炎疫情的原因暂停专家门诊工作,而学校正好临近放寒假,于是我给自己制定了一个 60 天的写书计划,平均一两天一个病案,每天早晨 6 点钟起床,晚上 12 点睡觉,除了外出跑步 1 小时和 1 日三餐,所有时间都在写书,即使在跑步释放压力、缓解脑疲劳的时候,也在构思如何解决书中的一些问题。

成书期间拒绝了所有亲戚、朋友、同学及同事的聚会邀约,在此一并致歉。特别感谢我的丈夫在 60 天的日子里,一个人无怨无悔地承担起家庭的重担,同时也要感谢女儿的理解,是他们的爱和全力支持才使我心无旁骛,专志于写书。

一路走来,感谢老师、同事、学生和患者,学习、教学及临床使我在中医的海洋里浸润、成长,从事中医,人生不悔。

作　者

2022 年 3 月于北京